イラストでわかる患者さんのための心臓リハビリ入門

图解

心脏康复指南

主编 〔日〕上月正博
伊藤　修
翻译 郭　琪　曹鹏宇

天津出版传媒集团
天津科技翻译出版有限公司

著作权合同登记号:图字:02-2014-28

图书在版编目(CIP)数据

图解心脏康复指南/(日)上月正博,(日)伊藤 修主编;郭琪,曹鹏宇译.天津:天津科技翻译出版有限公司,2014.5(2024.7重印)

ISBN 978-7-5433-3383-3

Ⅰ.①图… Ⅱ.①上… ②伊… ③郭… ④曹… Ⅲ.①心脏病-康复-图解 Ⅳ.①R541.09-64

中国版本图书馆CIP数据核字(2014)第077998号

授权单位:(日本)中外医学社
出　　版:天津科技翻译出版有限公司
出 版 人:方 艳
地　　址:天津市南开区白堤路244号
邮政编码:300192
电　　话:(022)87894896
传　　真:(022)87895650
网　　址:www.tsttpc.com
印　　刷:北京建宏印刷有限公司
发　　行:全国新华书店
版本记录:787mm×1092mm 16开本 8.5印张 82千字
2014年5月第1版 2024年7月第4次印刷
定价:39.80元

(如发现印装问题,可与出版社调换)

执笔者

伊藤 修

东北大学大学院医学系研究科内科康复专业副教授

●

上月正博

东北大学大学院医学系研究科内科康复专业教授

●

坂田佳子

东北大学大学院医学系研究科内科康复专业

●

铃木文歌

东北大学大学院医学系研究科内科康复专业

●

吉田俊子

宫城大学大学院看护学研究科教授

向读者推荐

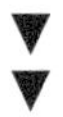

现代文明在带给人们充分物质享受的同时，也给人类健康带来令人担忧的隐患。当前，心脏病的患病率每年呈持续上升的趋势,心脏病已成为威胁人们健康与生命的头号杀手。

心脏康复是通过一系列的康复评估、运动疗法、饮食疗法、生活习惯的改善、规律服药、定期监测各项指标和接受健康指导等，使患者的生活质量得到改善,回归正常社会生活,并预防各种心血管疾病的发生。

在多年的临床实践工作中，我深深地感受到广大心脏病患者对防治心脏病知识的渴求，同时也感受到心脏病患者接受正规的心脏康复指导对建立健康生活是多么的必要。

《图解心脏康复指南》是一本普及型大众读物,无论是在内容上还是在形式上都非常适合广大心脏病患者阅读。该书完全站在患者的角度解说心脏康复的最新知识,内容丰富,图文并茂,深入浅出,通俗易懂。该书不仅适合心脏病患者使用,而且对于从事心脏康复的相关医疗人员也非常适用。该书在日本受到了患者及家属的好评,也希望本书能为我国广大心脏病患者及家属带来福音。

中国康复医学会心血管病专业委员会 主任委员

胡大一

2014 年 4 月 20 日

译者的话

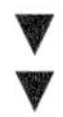

《图解心脏康复指南》(《イラストでわかる患者さんのための心臓リハビリ入門》)是由日本东北大学上月正博教授等人编写的。

翻译本书的初衷，是源于我们留学于日本东北大学期间的工作经历。当时,日本东北大学附属医院所实行的心脏康复治疗中,一直沿用这本《图解心脏康复指南》作为对患者进行康复教育的首选教材，这本书成为我们进行心脏康复治疗环节中的必备工具。在深入日本一线临床工作的过程中,我们看到,患者教育工作不仅可以提高患者对自身疾病的了解与认识，还可以提高康复过程中对各类处方的依从性，更有利于让患者主动地参与到心脏康复的过程中来,从而极大地提高了心脏康复的效果。

目前,随着我国生活水平的不断提高,在饮食生活越来越丰盛的同时也带来了诸多危害人们健康的弊端，加之人们社会工作压力的增加、生活节奏的加快,心血管疾病的患病率每年都在急速增长，严重地危害着国民的身体健康。如何降低心血管疾病的发病率,如何有效地预防疾病的复发,如何提高疾病防治的水平,如何改善心脏病患者的生活质量……这一系列的问题都成为摆在我们面前非常重要的课题。

我们在从事心脏康复治疗的过程中发现：我们的患者大多数对心脏康复是被动的参与,往往缺乏对疾病的了解与认识,很少有人能成为心脏康复主动的参与者。

鉴于此,我们决定翻译《图解心脏康复指南》一书。本书是上月正博教授及其医疗团队，在总结近20年心脏康复治疗经验的基础上编写而成的。该书是一本图文并茂、浅显易懂的心脏康复必备手册,不仅适用于心血管疾病的患者及其家属,也是每个家庭维护健康所必不可少的,还是广大心脏康复医疗工作者不可或缺的工具书。

在此，我们真诚地期待本书能成为您健康生活的“良师益友”，使每一位读者从中受益将是我们最大的欣慰。

关爱健康，从心做起！

郭 琪　曹鹏宇

2014 年 2 月

前　言

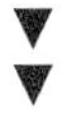

近来,“康复”这个词经常被大家提起。通常人们所理解的“康复”往往是指外科整形手术或脑卒中治疗后的步行训练和功能恢复训练,把出院、恢复工作作为康复治疗的目的。

但是,心脏康复的治疗目的并不限于此。心脏康复,除了以出院、恢复工作为治疗目的以外,还通过一系列的医学评价、运动疗法、冠状动脉危险因素的纠正、患者教育及咨询等,达到预防心脏病再发、延长寿命、改善动脉硬化等治疗目标。因此,对心脏病患者进行正确运动疗法、减少冠状动脉危险因素等方面的宣教工作,是心脏康复工作人员的责任和义务。但是,关于心脏病及心脏康复方面的书籍,大多是患者难以理解的医学专业类书籍,而适合患者阅读的简明扼要、通俗易懂的书籍暂时还没有。

在这样的背景下,我们创编了这本《图解心脏康复指南》。本书是以日本东北大学附属医院内脏康复科对患者及其家属所施行的心脏康复宣教讲义摘要为蓝本而编写的。1994 年,日本东北大学设立了内脏康复学专业,这是日本第一个以研究呼吸循环、代谢、肾、消化器官等内脏功能障碍为主而设立的专业。同时,在日本东北大学附属医院成立了日本第一个内脏康复科室。科室开设的同时,我们也相继开始致力于心脏康复的工作,每天对患者进行宣教讲课,并发放讲义资料,受到了患者及家属的好评。随后,他们希望能把心脏康复的相关内容整理制作成书籍,以方便随时阅读。此外,一些计划开展心脏康复工作的医疗机构相关人员,也经常向我们询问:“有没有适合指导患者的宣教材料?”因此,基于以上需求,我们对相关资料进行了完善与整理,最终完成了本书的编写。

本书最大的特点就是完全站在患者的角度来讲解心脏康复的最新知识。本书内容分为 8 个章节,读者从任何一章开始阅读都可以。本书内容经过专业医生的仔细斟酌,大量插图配以精简明了的文字说明,使本书成为一本图文并茂、直观而易懂的大众读物。此外,对于各章一些相关联的内容,均在页尾处做出明显指示标记,以指导读者有效而深入地理解。本书不仅适合大众读者阅读,而且对于刚开始从事心脏康复工作的医务专业人员也是一本非常适用的教科书;使用本书,既可使专业人员对患者进行高水平的康复教育,又可以减轻对患者进行宣教时的工作负担。

在此,我要对本书各位执笔者表示感谢,同时也对为本书的策划、编辑做出贡献的中外医学社的岩松宏典和高桥洋一表示感谢。另外,本书对于老年人以及患有生活方式疾病的人和心脏病高危人群来说,也是一本很实用的健康指导参考书。我由衷地期待本书可以为您和家人的健康带来帮助,同时也希望本书能成为大家生活中的常备书籍。

本书如果能成为相关医务人员日常工作的好帮手,身为编者,我们将会倍感欣喜。

上月正博
2012 年 5 月

目录

1 心脏的结构与心脏病

2 动脉硬化与危险因素

3 心脏康复

4 运动疗法

5 饮食疗法

6 日常生活指导

7 压力调节

8 恢复工作

1

心脏的结构与心脏病

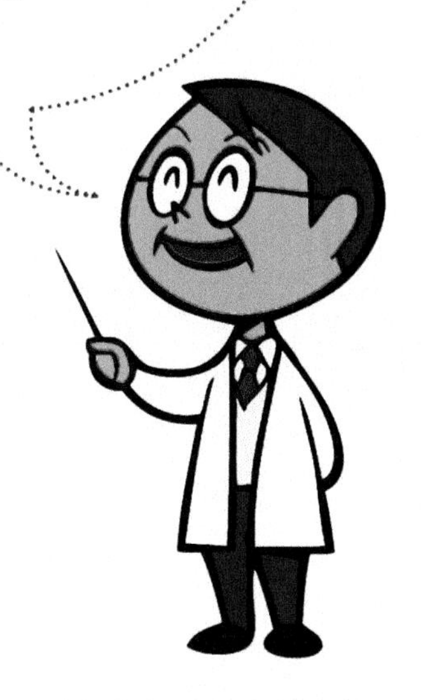

1 心脏的结构

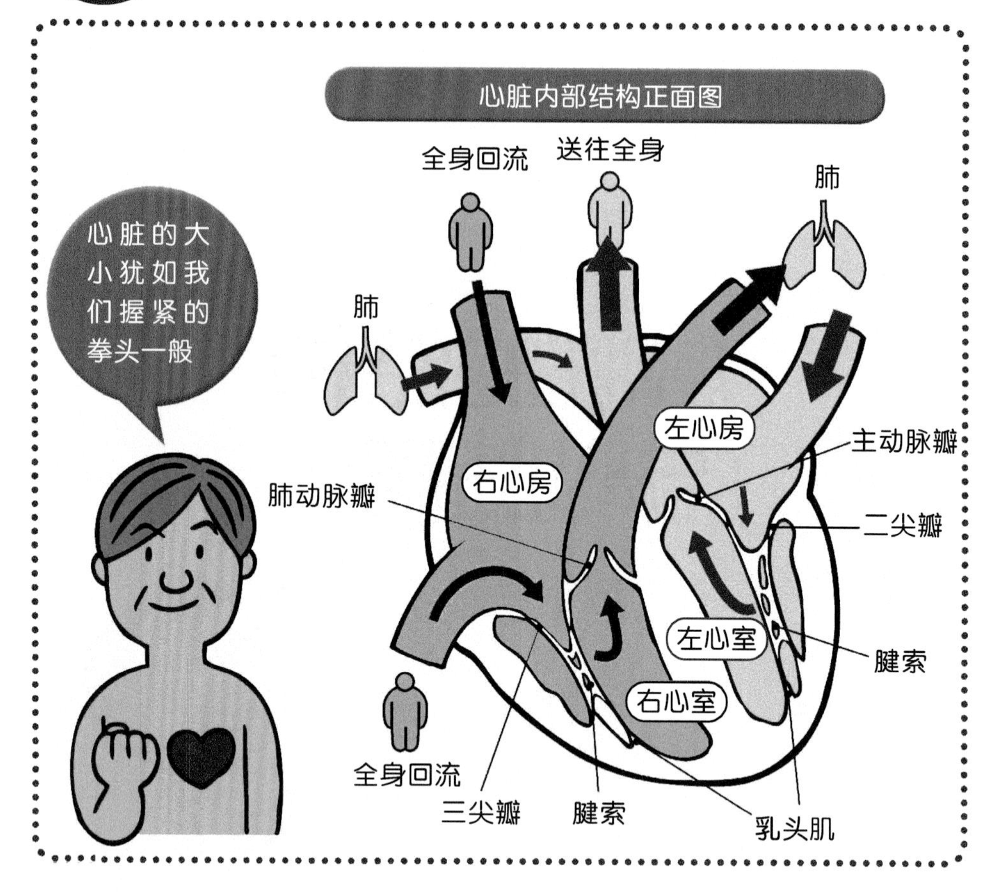

● 心脏在人体胸部正中线偏左侧的位置，重量为 200~300 g。

● 心脏内部由 4 个空腔（左心房、左心室、右心房、右心室）组成，各空腔的出入口分别有瓣膜（二尖瓣、三尖瓣、主动脉瓣、肺动脉瓣）防止血液逆流。

● 心脏由特殊的肌肉（心肌）组成，舒张的时候内部聚集血液，收缩的时候将血液输送到全身，就像一台“泵”在工作。

● 血液在人体内按照：肺（在这里进行新鲜的氧气交换）→左心房→左心室→全身（在这里输送氧气和营养）→右心房→右心室→肺→左心房……的顺序循环流动。

2 给心脏输送氧气和营养的冠状动脉

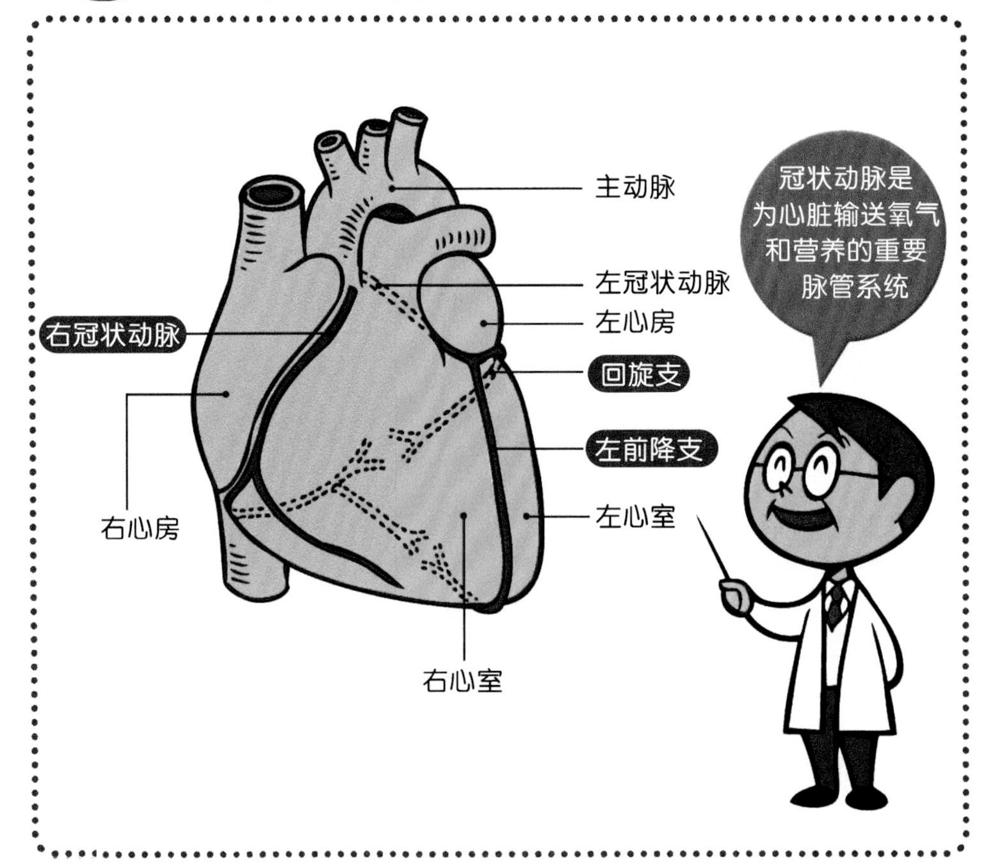

- “冠状动脉”要将足够的富含氧气和营养的动脉血源源不断地输送到心脏，确保心脏(心肌)不停地正常运转。
- 冠状动脉起始于主动脉根部，分为“左冠状动脉”和“右冠状动脉”两支。左冠状动脉又分为“前降支”和“回旋支”。这 3 根主要的冠状动脉又分为更细的分支血管，形成血管网覆盖在心脏表面。
- 右冠状动脉主要向右心房、右心室、左心室下壁供血。左冠状动脉的前降支主要负责向左心室前壁和室间隔供血。回旋支主要负责向左心室的侧壁和后壁供血。

▶▶▶ 关于因“冠状动脉”问题所引起的疾病请参见⇒ 5

3 心脏的电刺激传导系统

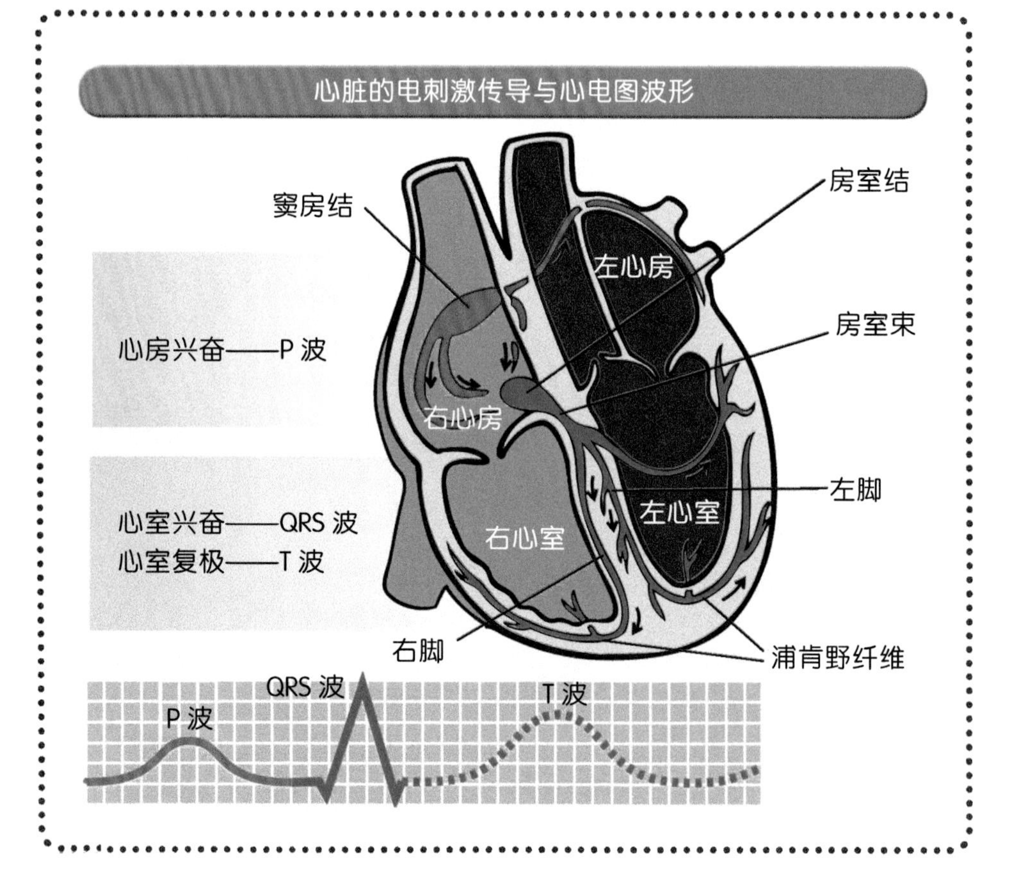

- 电信号从右心房上腔静脉入口处的窦房结发出，心脏受电信号刺激产生自动的节律性收缩。
- 电信号从窦房结发出后先刺激左心房和右心房收缩，然后通过右心房和心室间的房室结中转站，像电线线路一样沿着房室束、左脚和右脚、浦肯野纤维传递到左右心室。我们将这种心脏电传导系统叫做“刺激传导系统”。
- 心电图就是记录心脏电信号传导的过程。

▶▶▶ 关于因刺激传导系统而引起的“心律失常”请参见⇒ 

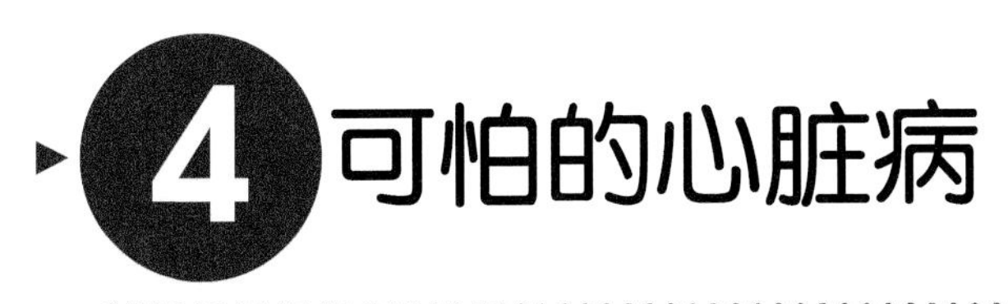

4 可怕的心脏病

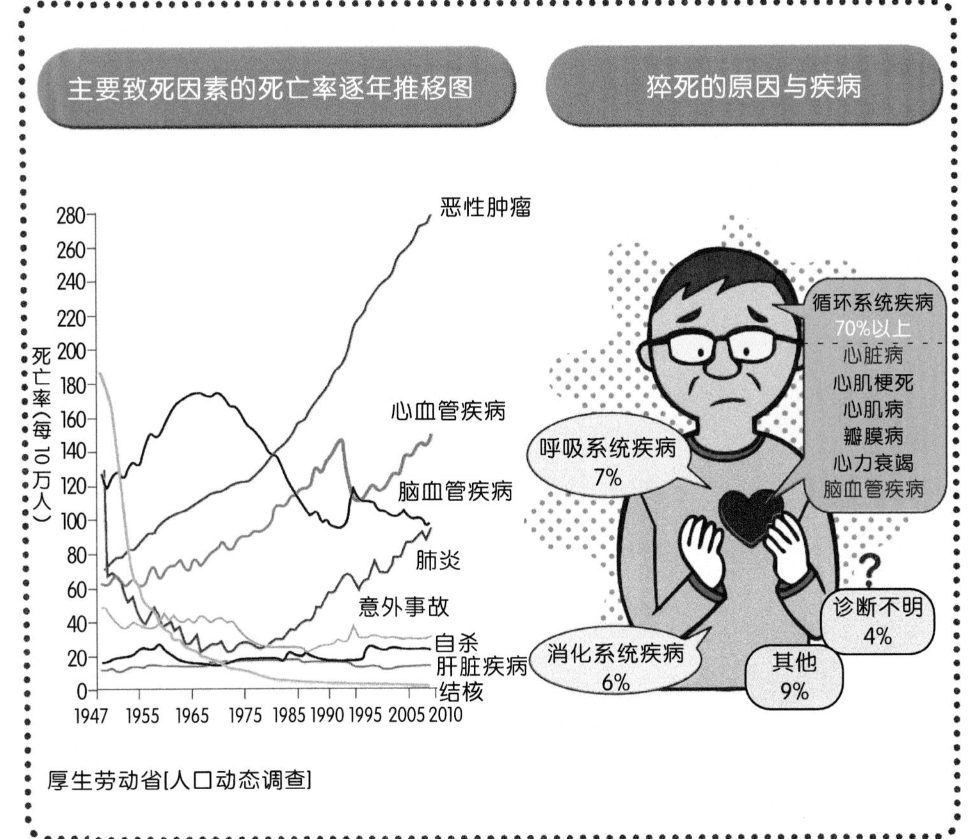

- 随着现代化生活所带来的不良饮食习惯和运动不足等问题的日益突出,以动脉硬化为基础的心血管疾病也在日益增加。现在心脏病已成为第2大致死疾病,其中最常见的是缺血性心脏病。
- 动脉硬化作为缺血性心脏病的病因之一,往往在不经意间不断恶化,然后突然发作甚至危及生命,因此人们对心脏病经常存在恐惧心理。
- 平时貌似健康的人,因潜在的自然疾病突然发作或恶化而发生的急骤(24小时内)死亡,在医学上称为"猝死",猝死原因多与心脏病有关。

▶▶▶关于缺血性心脏病的起因请参见⇒ 6

5 缺血性心脏病是什么?

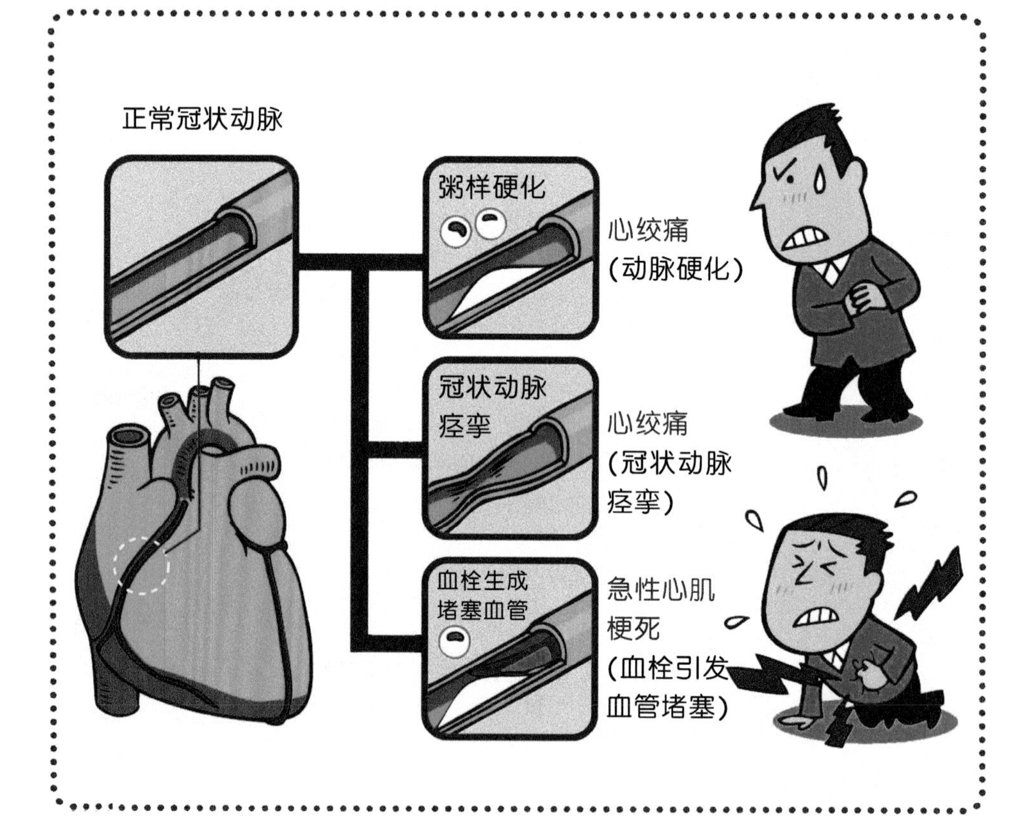

- 缺血性心脏病,是指冠状动脉出现异常,不能将氧气和营养输送到心肌而引起的疾病,经常表现为心绞痛和心肌梗死。
- 心绞痛,是指由于动脉硬化或冠状动脉痉挛产生的冠状动脉狭窄而引起的疾病。心肌一时处于缺氧状态,但是并不意味着心肌已经死亡。发病时表现为胸部绞痛,通常安静休息或者服药后几分钟到十几分钟,症状可以得到明显缓解。
- 心肌梗死,是指冠状动脉被完全堵塞引起的疾病。发病时心肌由于没有血液供应而坏死,引起剧烈的胸痛,安静休息或者服药后不能缓解症状,症状会持续 30 分钟以上。心肌梗死发生后,严重影响心脏的泵血功能(心力衰竭),刺激传导系统不能正常运作(心律失常),甚至可能引起死亡。

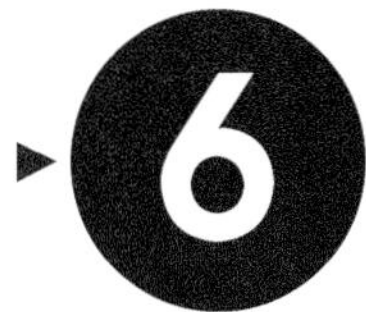

6 缺血性心脏病的起因

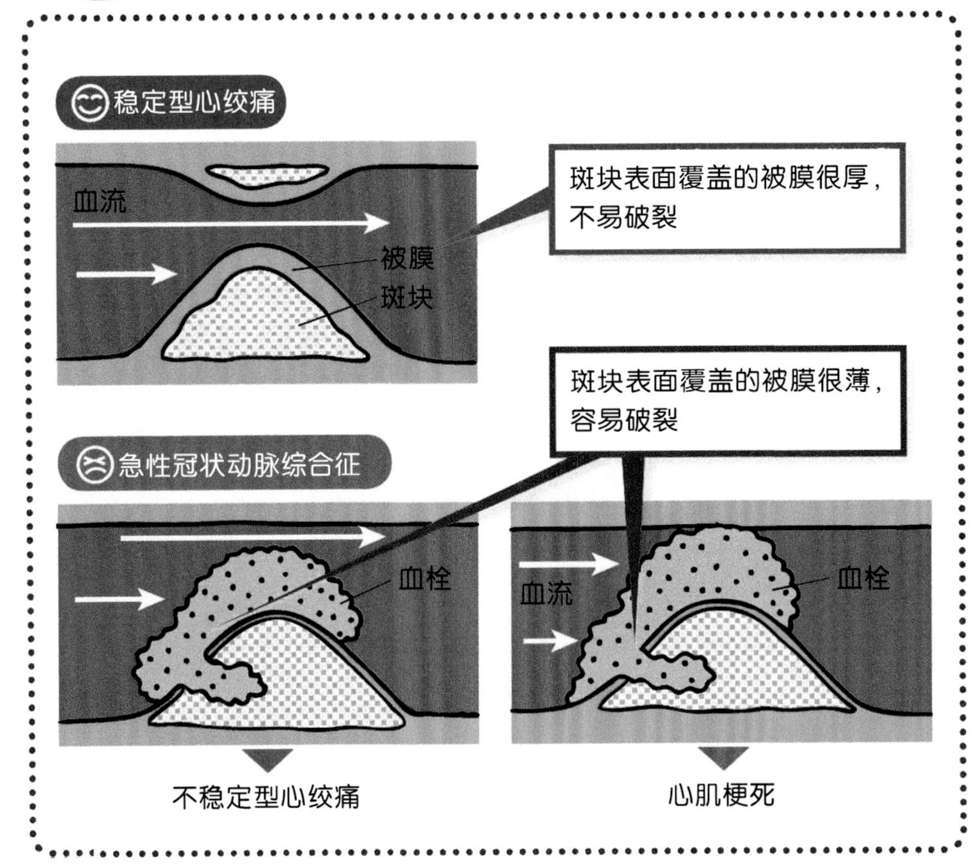

- 以前，对于缺血性心脏病，人们通常认为是冠状动脉因动脉硬化而逐渐狭窄以致最终堵塞所引起的。但是，最近医学界发现，冠状动脉硬化的进程（血管的狭窄程度）和心肌梗死的发作之间并没有直接的关联性，反而狭窄程度较低的血管更容易发生心肌梗死。
- 关于急性冠状动脉综合征的发病原因，是因为冠状动脉在不稳定性动脉硬化性斑块的破裂处形成的血栓，引起血管的高度狭窄或堵塞，从而诱发不稳定型心绞痛或心肌梗死。这种不稳定型心绞痛和心肌梗死、缺血性猝死总称为“急性冠状动脉综合征”。

缺血性心脏病的治疗

经皮冠状动脉介入治疗(PCI)

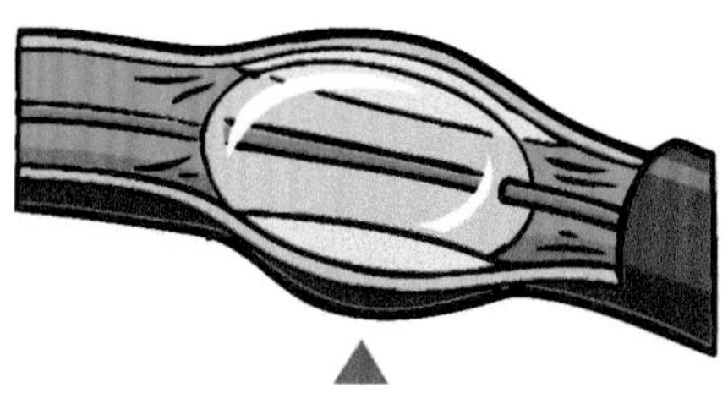

球囊扩张

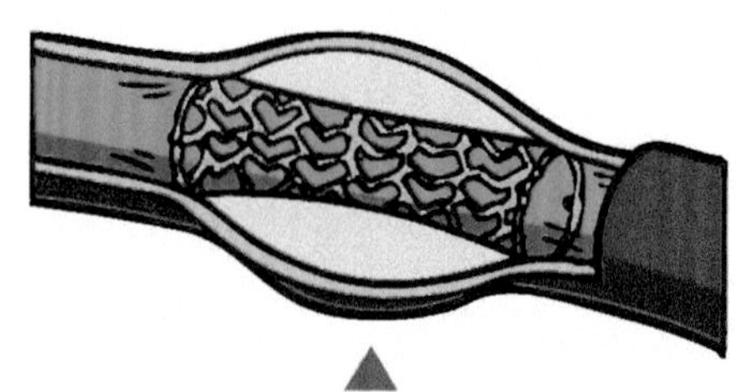

支架扩张

冠状动脉搭桥手术(CABG)

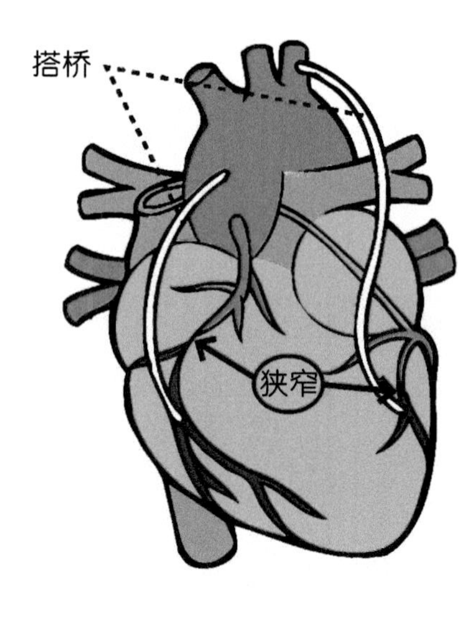

- 缺血性心脏病的治疗方法包括药物治疗、血管的手术治疗以及运动疗法和饮食疗法在内的康复治疗等。
- 血管的手术治疗，是指经皮冠状动脉介入治疗(PCI)和冠状动脉搭桥手术(CABG)。PCI 治疗法，是指在冠状动脉狭窄处使用球囊或金属网状支架，疏通狭窄甚至闭塞的冠状动脉管腔，从而改善心肌的血流灌注。CABG 的主要原理是使用自身血管(乳内动脉、桡动脉、胃网膜右动脉、大隐静脉等)在主动脉和病变的冠状动脉间建立旁路(“桥”)，使主动脉内的血液跨过血管狭窄的部位直接灌注到狭窄远端，从而恢复心肌血供。
- 对于动脉硬化的治疗，仅靠再通狭窄的血管是不够的，心脏康复是不可缺少的治疗。

▶▶▶关于心脏康复请参见⇒ 43

8 什么是冠状动脉痉挛性心绞痛?

冠状动脉痉挛性心绞痛(安静型心绞痛)

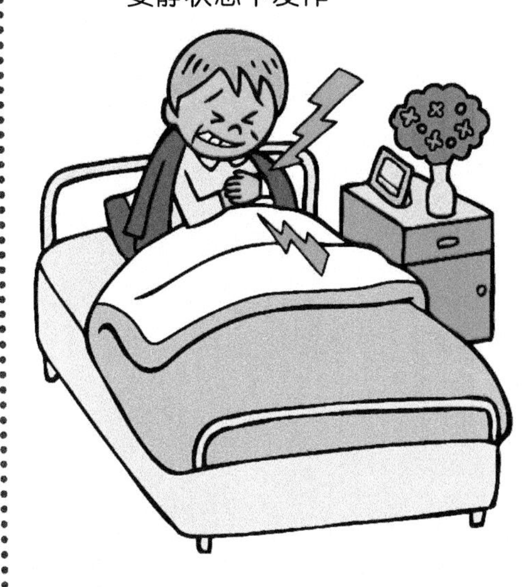

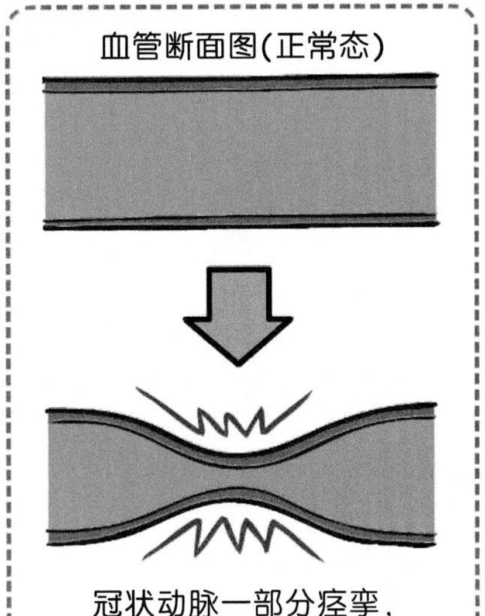

- 冠状动脉痉挛性心绞痛，是由于冠状动脉发生一过性痉挛收缩引起的心绞痛。其特征是在安静时发作,白天的运动并不会加重症状,因此也可称为“安静型心绞痛”。与此对应的在运动时发作的心绞痛称为“劳力型心绞痛”。
- 日本人患有冠状动脉痉挛性心绞痛的较多,大约是欧美人的3倍。另外,冠状动脉痉挛性心绞痛在男性多发,吸烟被证实是较强的危险因素。此外,失眠、劳累、精神压力紧张、嗜酒等也是常见的诱因。
- 冠状动脉痉挛性心绞痛的治疗，在使用抑制冠状动脉痉挛的药物同时,避免其发作的诱因也是非常重要的。

 什么是外周动脉疾病?

Fontaine Ⅰ度(轻度缺血)

无症状、冷感、麻木感

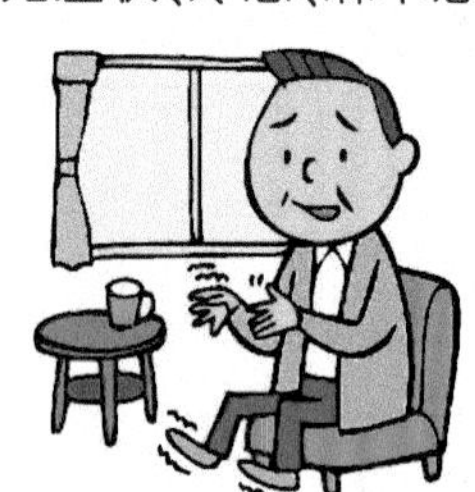

- 手脚发冷
- 手脚发麻
- 手脚指(趾)尖青白

Fontaine Ⅱ度(中度缺血)

间歇性跛足

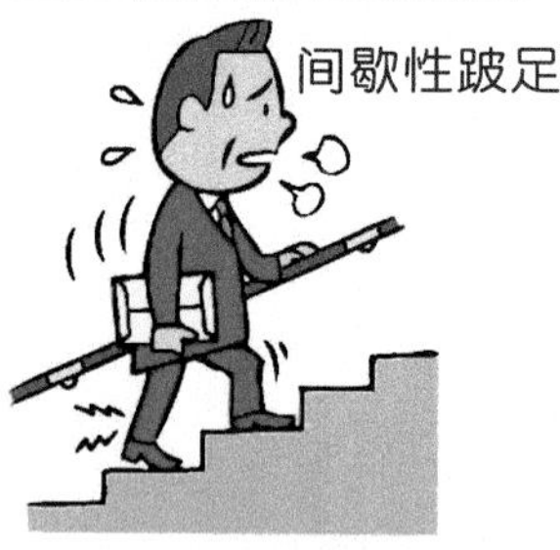

- 行走一定距离后,小腿有紧勒的疼痛感,必须休息(数分钟后缓解)
- 爬楼梯时尤其严重

Fontaine Ⅲ度(高度缺血)

安静时疼痛

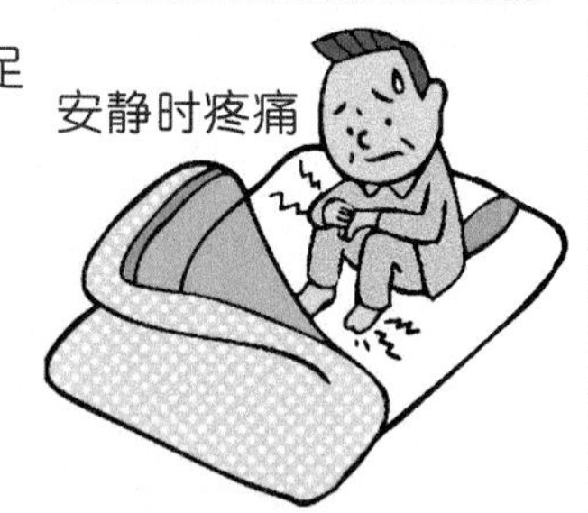

- 静止状态下手脚疼痛,夜不能眠
- 经常持续有刺痛的感觉

Fontaine Ⅳ度(重度缺血)

溃疡、坏死

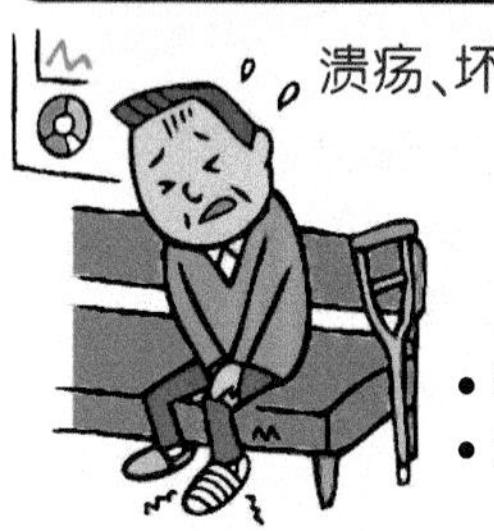

- 手脚有难治的溃疡
- 坏死部位黑变

高血压、高血脂、吸烟等,危险因素的校正非常重要

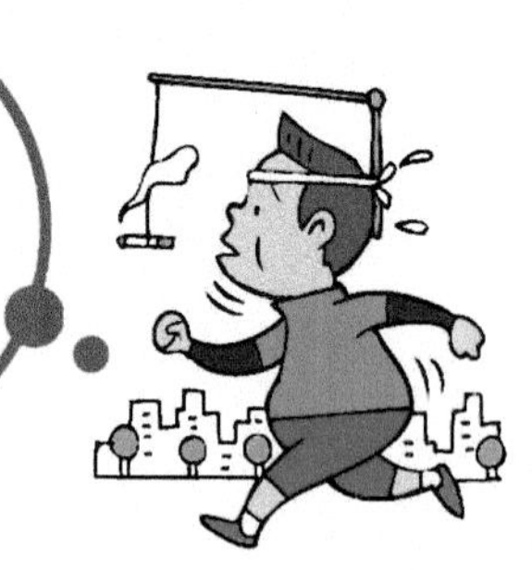

- 外周动脉疾病(PAD),是指由于手脚四肢的动脉狭窄或阻塞引起的疾病。在外周动脉疾病中以动脉硬化引起的动脉硬化性闭塞症(ASO)较常见,在日本占外周动脉疾病的90%以上。
- 手脚的血液流通不畅可引起多种临床症状,经常可能合并有心肌梗死、心绞痛、脑梗死等症状。
- PAD的治疗方法,有药物疗法(扩张血管类药物、抗凝血类药物等)、运动疗法、血管再造手术(动脉搭桥手术或使用支架等腔内血管成形术)。此外,饮食结构和戒烟等生活方式的改善也是非常重要的。

▶▶▶ 关于外周动脉疾病的康复请参见⇒ 48

10 心力衰竭(心衰)的症状

心衰是指心脏的活动能力下降,不能为全身输送充足的血液供应的状态
气短
呼吸困难(夜间)
活动心悸
疲劳感
下肢水肿
泵功能低下

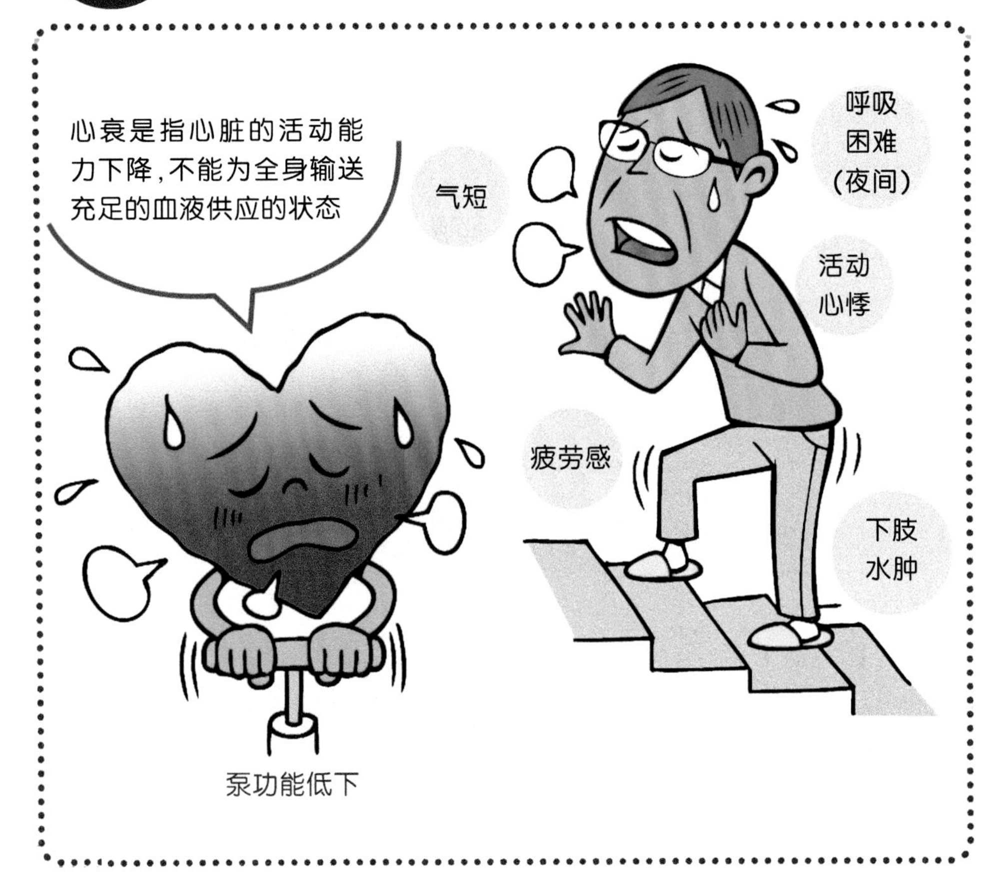

- 导致心衰的原因有很多,其中最主要的原因是“缺血性心脏病”。
- 因急性严重心肌损害或突然加重的负荷,使心脏的泵功能突然下降,称为“急性心衰”;而心脏功能逐渐下降所引起的心衰称为“慢性心衰”。急性心衰往往危及生命,因此在急性心衰的治疗中,抢救生命和病因的治疗要同时进行。慢性心衰的治疗原则是,防止或延缓心衰的发生,缓解症状,改善生活质量。
- 左心房和左心室的功能下降引起的心衰称为“左心衰”;右心房和右心室的功能下降引起的心衰称为“右心衰”。通常是首先引起左心衰,然后引起右心衰。

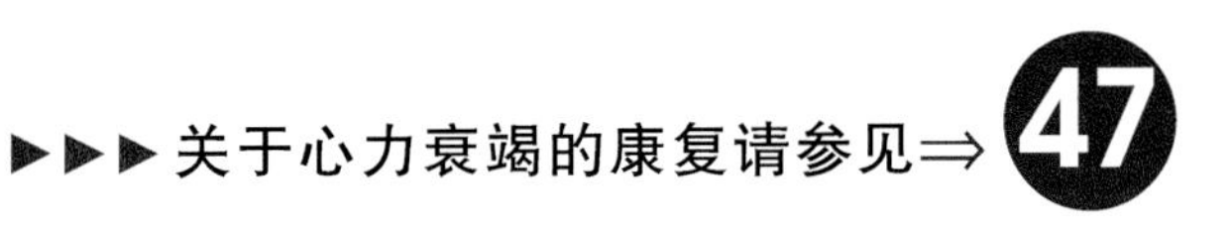
▶▶▶ 关于心力衰竭的康复请参见⇒ 47

11 心力衰竭的治疗

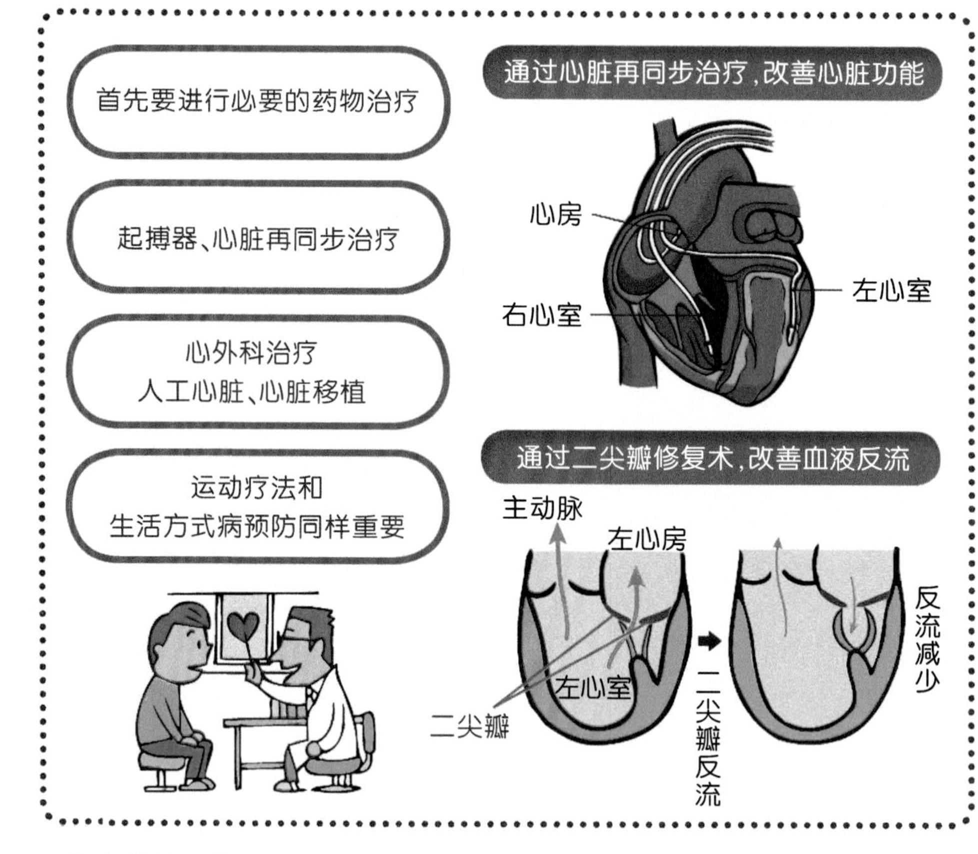

- 临床常使用的药物包括利尿剂(减轻水肿)、地高辛(加强心肌收缩力，改善心脏活动)、β受体阻滞剂(阻断过度的交感神经刺激)、肾素-血管紧张素系统抑制剂(血管紧张素转换酶、血管紧张素受体阻滞剂；保护心肌)等。
- 有致死性心律失常的患者需要安装心脏起搏器，以低能量电流按预定频率有规律地刺激心房或心室，恢复房室、室间和室内运动的同步性(心脏再同步治疗)，维持心脏正常活动。
- 手术治疗方法包括心脏搭桥手术、严重坏死心脏部位的切除术、防治二尖瓣血液反流的二尖瓣修复术等。
- 对于接受适当的内外科治疗后仍存在严重的心力衰竭症状的患者，可以考虑心脏移植。

12 什么是心律失常?

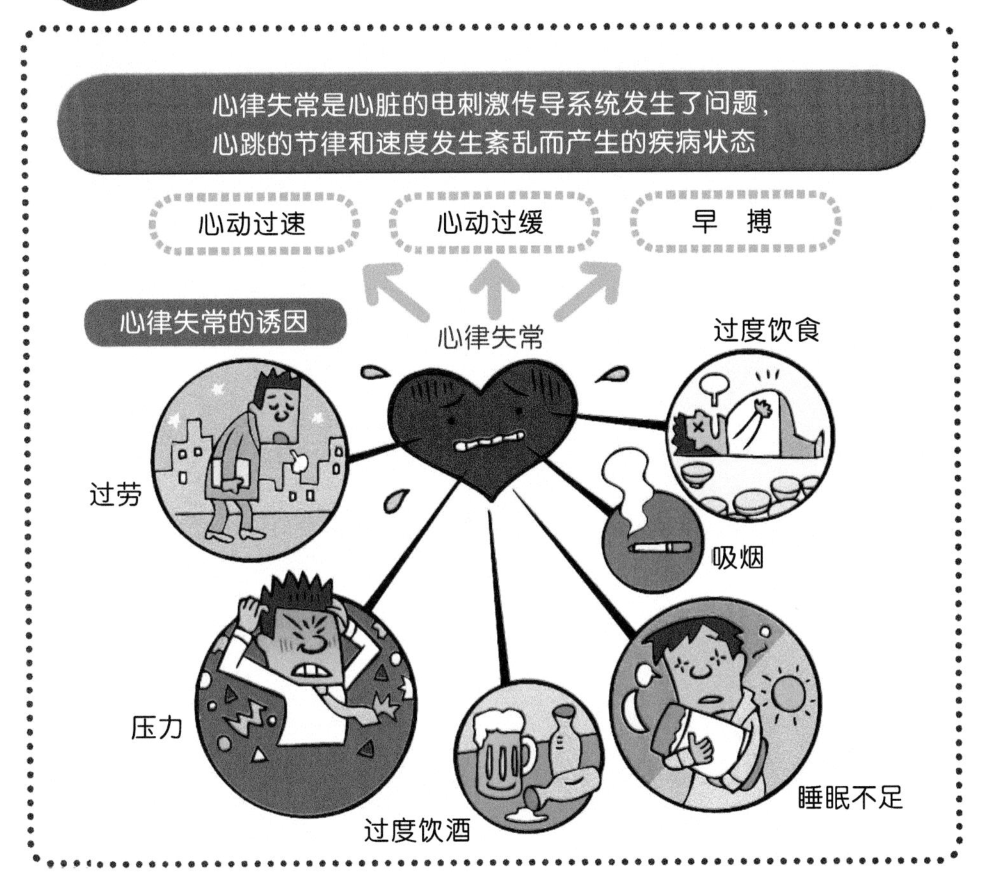

- 心动过速，是指每分钟心率超过 100 次，由于心脏电刺激信号传导过快或跳跃传导而引起，包括室性心动过速、阵发性室上性心动过速、房颤等。
- 心动过缓，是指每分钟心率低于 60 次，由于心脏电刺激信号传导减少或传导中断而引起，包括窦性心动过缓、窦性停搏、窦房阻滞、房室传导阻滞等。
- 早搏，是指异位起搏点提前发出激动引起的心脏搏动，为最常见的心律失常，包括室性早搏和房性早搏。

13 心律失常的治疗

首先是生活习惯的改善和药物治疗
症状严重时进行以下非药物治疗

①心动过速性心律失常

射频消融术
将引发心律失常的多余电刺激回路烧断

植入型心律转复除颤器
发生致死性心律失常时，除颤，恢复到原有状态

②心动过缓性心律失常

起搏器
心动过缓时，自动电刺激输出，增加心率

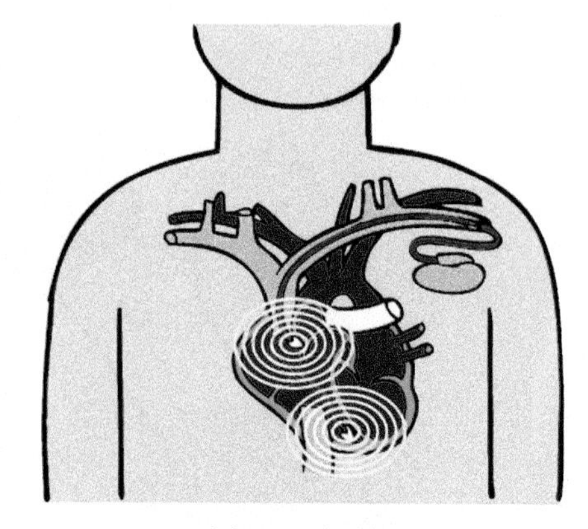

除颤器，起搏器

- 应避免过度劳累和精神压力，控制吸烟和饮酒。
- 导管射频消融术，是使用高频电流产生 50 ℃~60 ℃的高温，将产生心律失常的心肌异常部位在很小的病灶范围内切断，使其不再发生心律失常。
- 植入型心律转复除颤器，能在几秒钟内识别患者的快速室性心律失常并能自动放电除颤，明显减少恶性室性心律失常的猝死发生率，挽救患者的生命。
- 心脏起搏器，多用于治疗缓慢性心律失常，当心率低于设定值时将代替窦房结自动放电刺激心房或心室，维持正常的心脏活动，促使心率恢复正常。

14 心脏病会出现什么症状？

胸痛
疲倦
水肿
健康
也有无症状的时候
不可大意！
活动时心悸
气短、呼吸困难
眩晕、昏厥

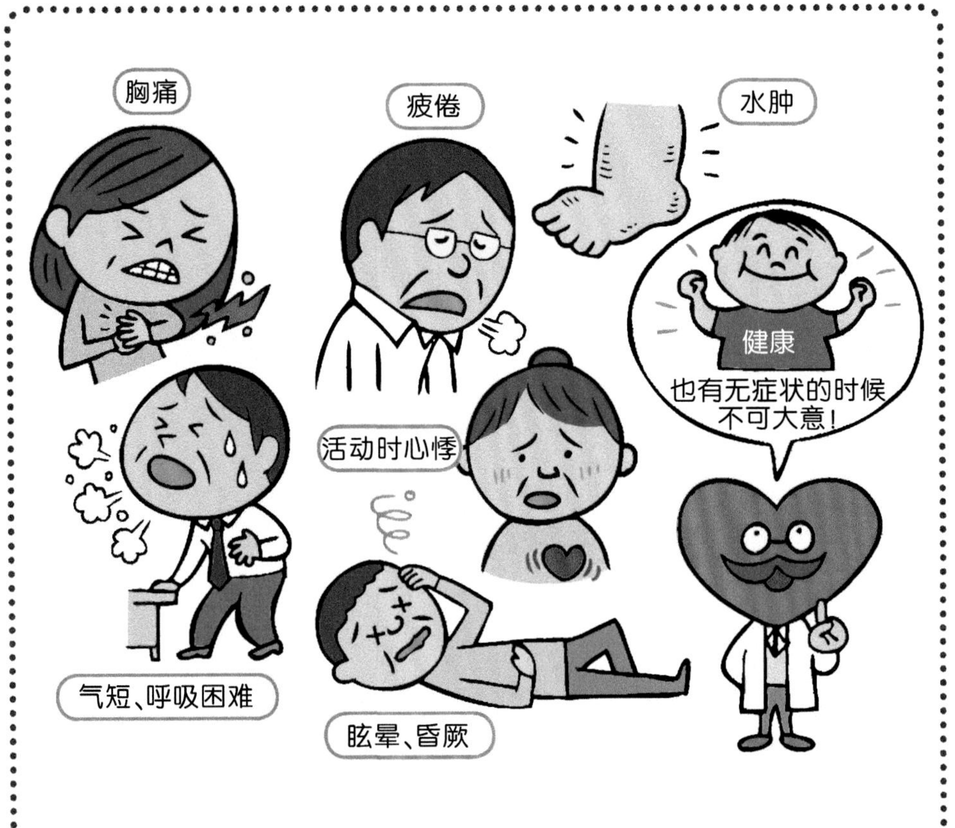

- "缺血"的主要症状除胸痛和心绞痛以外，还可能会伴有咽喉部、牙和下颚部、左肩、上臂、上腹部中央等部位的疼痛。但是，糖尿病和老年患者经常会没有任何疼痛感，因此要特别注意。
- "心力衰竭"的主要症状包括乏力、易疲倦、眩晕、心慌、呼吸困难、水肿、体重增加等。一些老年患者经常认为是上了年纪，往往忽略这些症状，因此要特别注意。
- "心律失常"的主要症状包括心悸、胸闷、脉搏紊乱等。

2

动脉硬化与危险因素

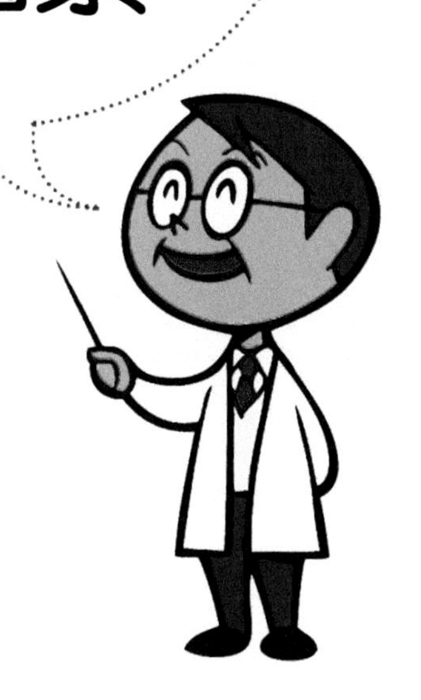

15 什么是动脉硬化？

	正常	动脉硬化	
		血管狭窄	血管堵塞
血管横断面	外膜 中膜 内膜	斑块 粥样硬化	血栓
血管纵切面			
解说	血管由内膜、中膜、外膜 3 层构成，血液从中间流过，向全身输送营养物质和氧	老龄或罹患生活方式病之后，胆固醇等物质就会在血管内沉积，使血管变窄，造成血液流通不畅	动脉硬化如果进一步发展，就会在狭窄的部位形成血栓，最终血管被完全堵塞

- 正常的血管壁富有弹性。动脉硬化，是指血管壁内侧沉积的胆固醇等物质使血管变硬的状态。
- 胆固醇等物质沉积所形成的粥样斑块也称“粥瘤”，粥瘤在血管壁内侧凸起形成斑块。
- 动脉硬化不仅可以使血管狭窄或者堵塞，而且使血管失去弹性而容易破裂。

16 动脉硬化的症状表现

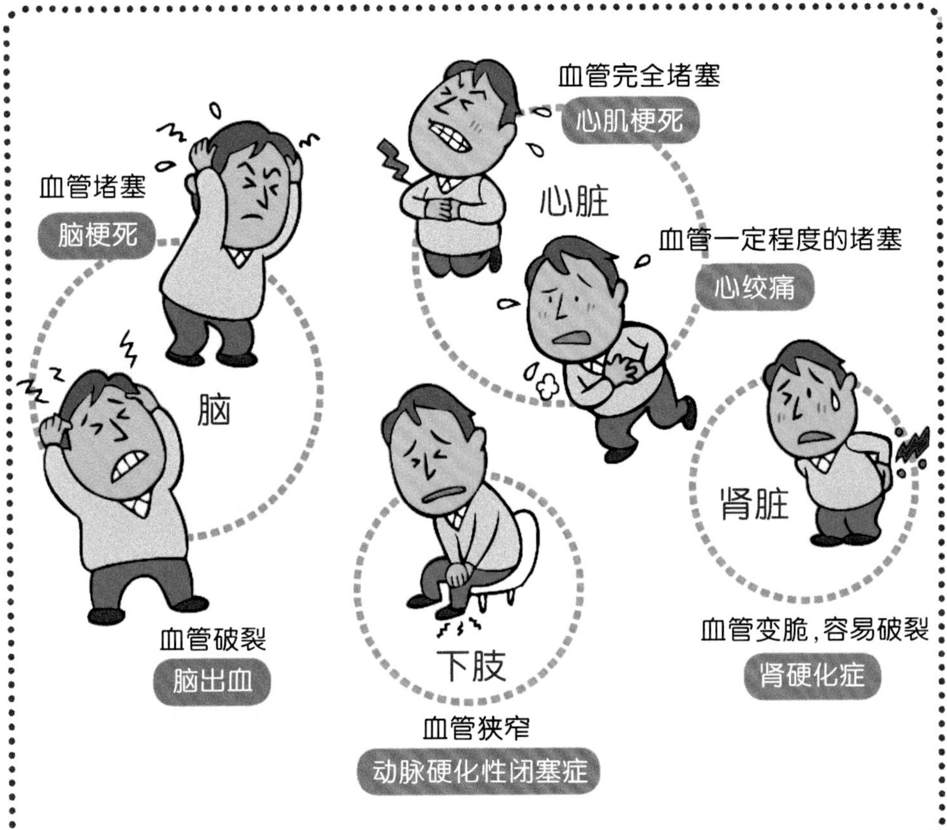

- 动脉硬化可以在全身的任何动脉血管形成，特别是脑、心脏、肾脏、下肢的动脉血管。
- 这些动脉血管一旦形成动脉硬化都将可能危及生命，所以动脉硬化是非常严重的疾病。

▶▶▶ 关于动脉硬化的危险因素请参见⇒

17 动脉硬化的危险因素

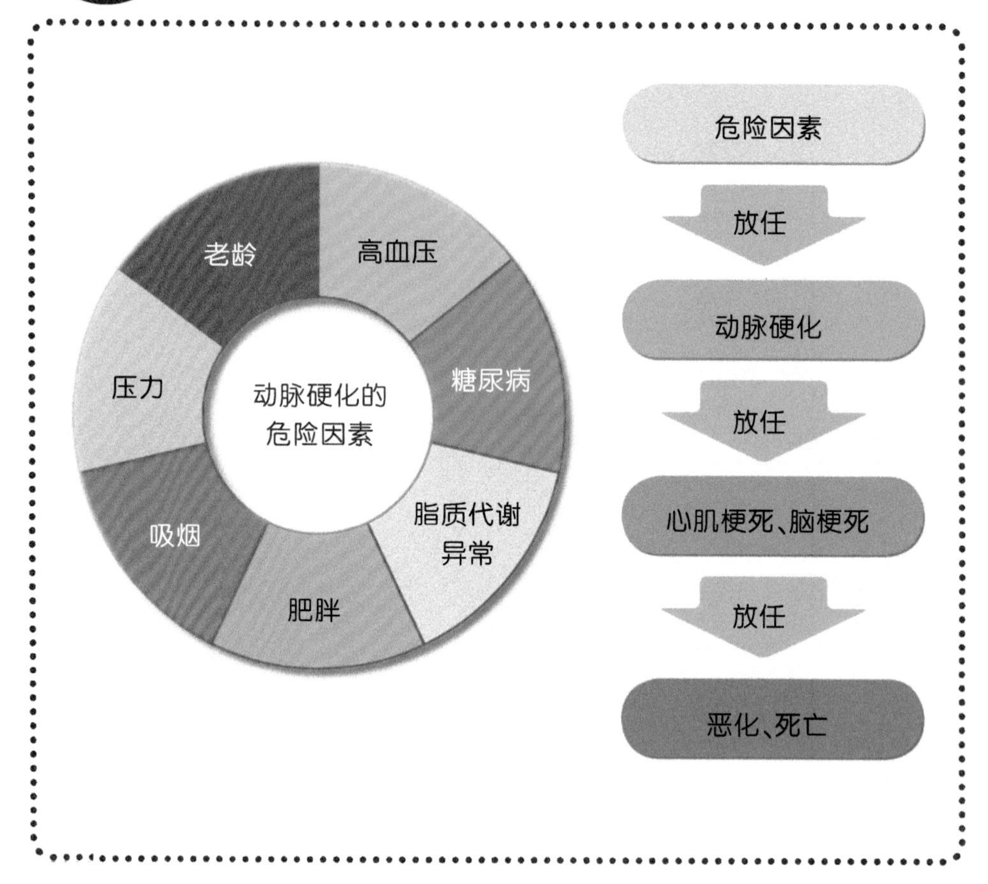

- 产生和恶化动脉硬化的因素称为“危险因素”。
- 对危险因素置之不理可以使动脉硬化不断进展，引起心肌梗死、脑梗死等危及生命的疾病。此外，如果多个危险因素叠加，即使每个危险因素本身症状都较轻，疾病的危险程度也将大幅增加。
- 除了年龄和家族史等非人为因素以外，在日常生活中如果我们多加注意，其他动脉硬化的危险因素是可以改善的。

▶▶▶ 请参照下页表中的内容检查一下您有哪些危险因素！

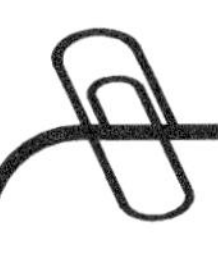

检查一下您的危险因素

□ 高血压

- 收缩压:140 mmHg(1 mmHg=0.133 kPa)以上
- 舒张压:90 mmHg 以上

□ 糖尿病

- 空腹血糖:6.1 mmol/L 以上
- HbA1c:6.2%以上(国际标准值),5.8%以上(JDS 值)

□ 脂质代谢异常

- LDL-C:3.62 mmol/L 以上
(冠状动脉疾病既往史者:2.59 mmol/L 以上,见 41 页)
- HDL-C:1.04 mmol/L 以下
- TG(甘油三酯):1.70 mmol/L 以上

□ 肥胖

- BMI:25 以上
- 腰围:男性 85 cm 以上,女性 90 cm 以上

□ 吸烟

□ 年龄

- 男性:45 岁以上　● 女性:55 岁以上

□ 冠状动脉疾病家族史

- 家族内有心肌梗死或心绞痛的病史

18 为什么血压变高?

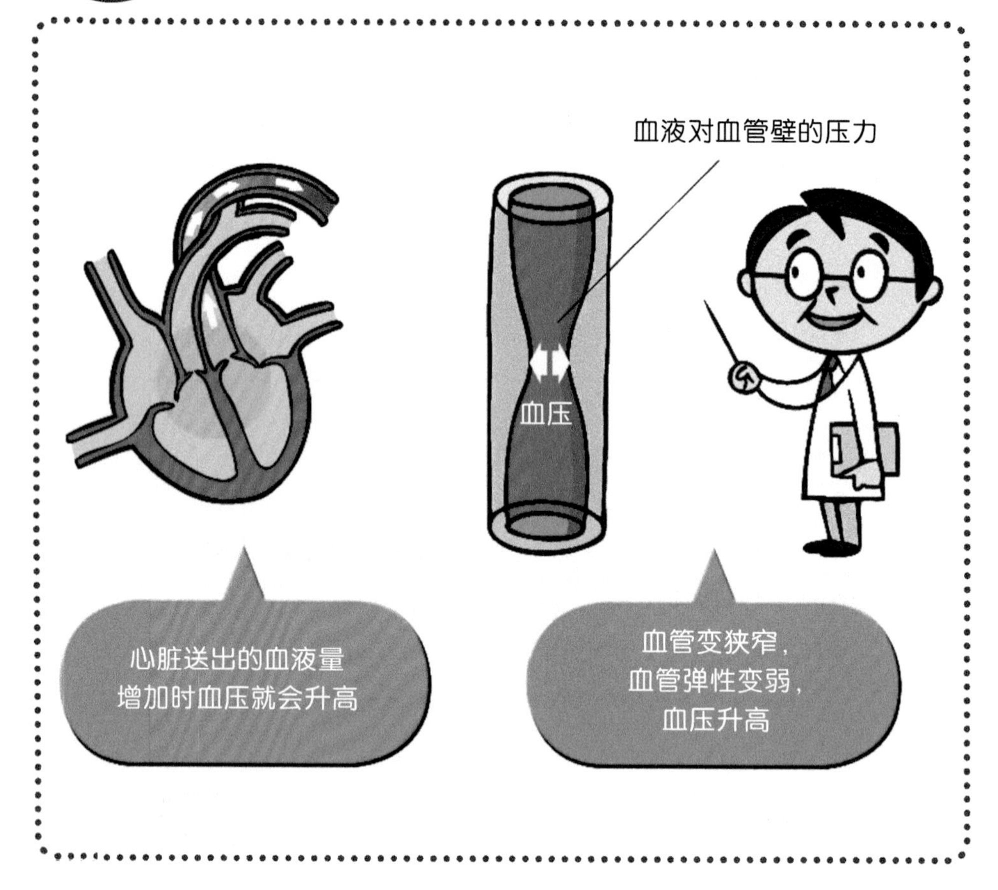

- 血压,是血液在血管内流动时作用于血管壁的压力,它取决于“血液量(心排出量)”和“血管抵抗(内腔空间的狭窄度)”。
- 血压的调节与交感神经的活性以及调节体内钠(盐分)的肾素–血管紧张素系统等许多因素相关。
- 持续的高压将使血管内壁受损,引起动脉硬化。动脉硬化又将使血管更加狭窄,从而使血压越发升高,形成恶性循环。

▶▶▶关于高血压的诊断标准请参见⇒ 20

19 盐分摄入过量可使血压升高

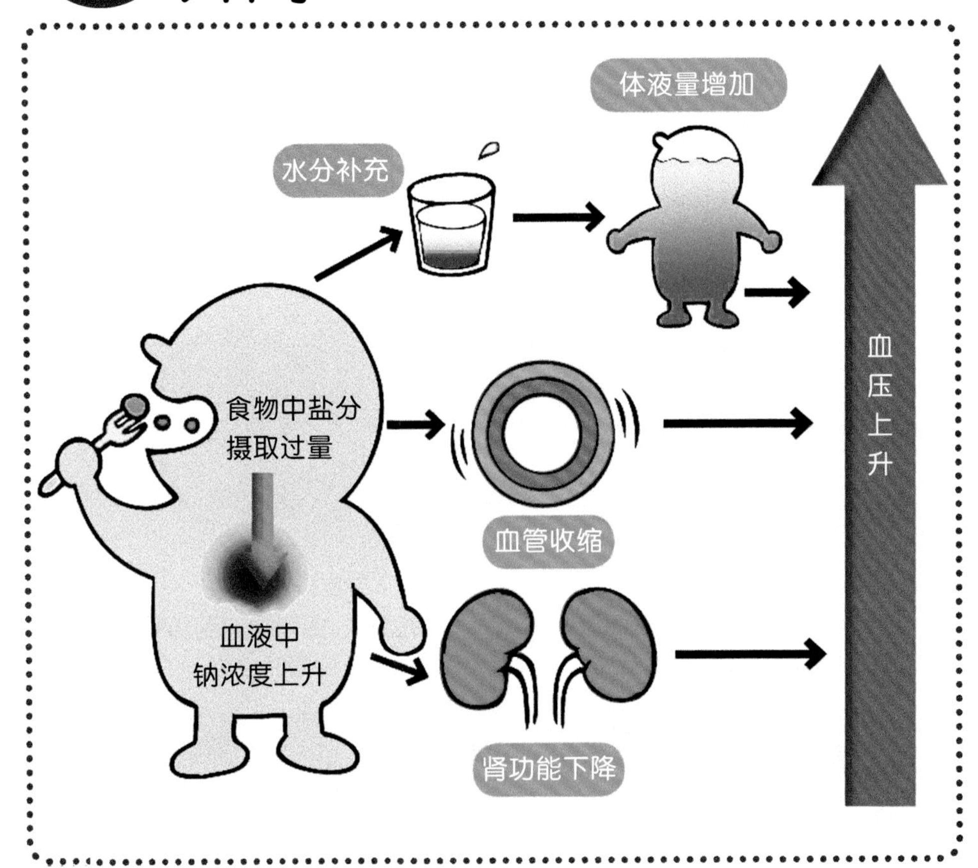

- 人体内盐分(钠)的浓度通常是保持不变的。从食物中过量地摄入盐分,将使血液中的钠浓度上升。为了保持体内钠浓度正常稳定,就要补充水分,使体液增加。
- 钠浓度的上升将引起血管收缩及肾脏功能低下,使血压升高,加大心脏负荷。
- 1 天的盐分摄取量的目标是:预防心脏病者应在 10 g 以下;高血压和心脏病的患者应在 6 g 以下。根据心脏的状态,有时候需要更加严格地限制盐分的摄入。

▶▶▶ 关于控制盐摄入的技巧请参见⇒ 68

20 什么是高血压？

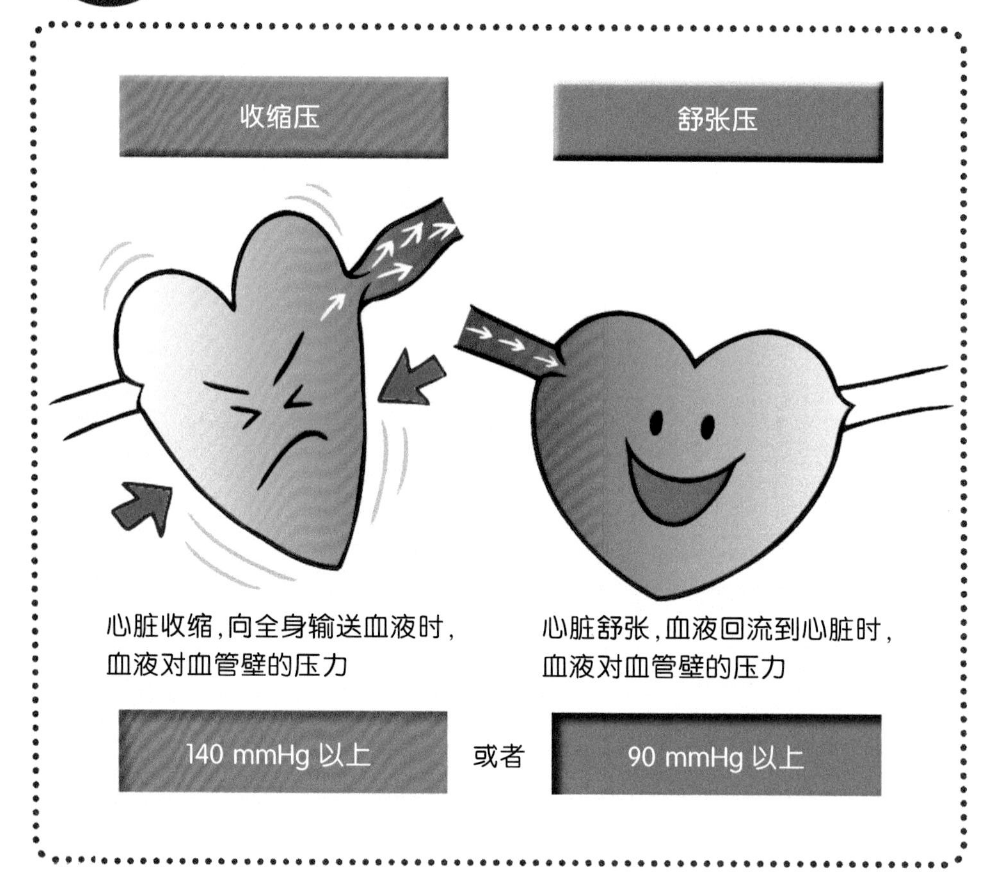

- 在医院门诊测定的，收缩压在 140mmHg 以上或者舒张压在 90mmHg 以上的，可以诊断为“高血压”。
- 高血压可以大幅度提高心血管疾病的死亡率。
- 伴随着年龄的增加，血压（特别是收缩压）逐渐升高。通常在一天当中，血压有昼夜节律性的波动，夜间血压低，白天清晨醒后血压呈现持续升高趋势。特别要注意老年人，他们的血压相对容易升高。

成人高血压的分类

分类	收缩压（mmHg）		舒张压（mmHg）
理想血压	120 以下	并且	80 以下
正常血压	130 以下	并且	85 以下
正常高值血压	130~139	或者	85~89
1 级高血压	140~159	或者	90~99
2 级高血压	160~179	或者	100~109
3 级高血压	180 以上	或者	110 以上
单纯收缩期高血压	140 以上	并且	90 以下

摘自日本高血压学会《高血压治疗指南(2009)》

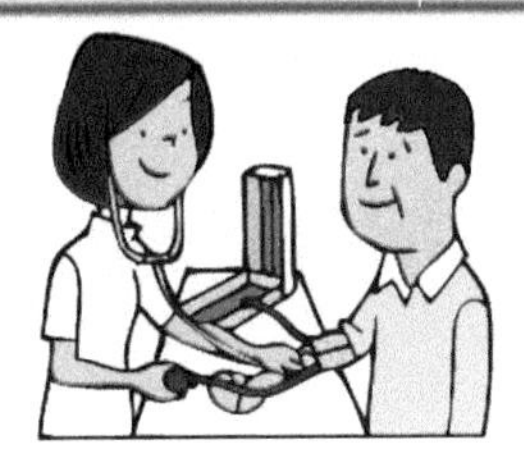

- 高血压按照血压水平可以分为 1 级高血压(轻度)、2 级高血压(中度)、3 级高血压(重度)和单纯收缩期高血压(只有收缩压升高)4 类。
- 理想血压,是指收缩压低于 120mmHg 并且舒张压低于 80mmHg。大规模流行病学数据分析结果显示,理想血压是心血管病死亡率最低的血压值。
- 正常血压和正常高值血压,虽然尚未成为高血压,但是与理想血压相比,其心血管危险度要高,而且今后演变成高血压的概率也相对更高。

22 在医院门诊和家里测量高血压的标准值不一样

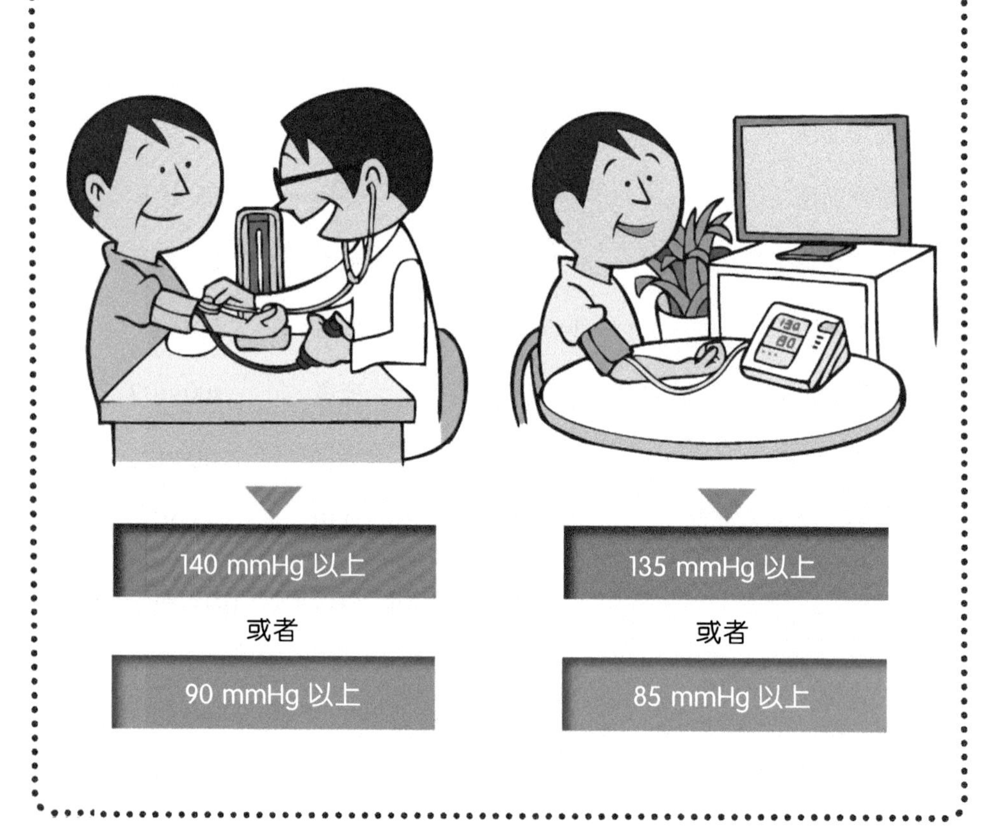

- 在医院门诊测量血压时，有的患者因为紧张，导致血压上升（称为"白大衣高血压"）。因此，为了掌握平时正常的血压值，需要在家里测量血压或进行24小时血压监测。
- 在家里相对放松的状态下测量的血压值相比医院门诊会低一些，因此家里测量高血压的标准值比医院门诊高血压的标准值低5mmHg。
- 在医院门诊测量的血压正常，但是在家里测量的血压增高，我们称之为"面具高血压"。对于面具高血压的患者，如果诊断只依据在医院门诊测量的血压值，可能就不能早期发现病情，从而会延误疾病的治疗。

23 在家里测量血压时的注意事项

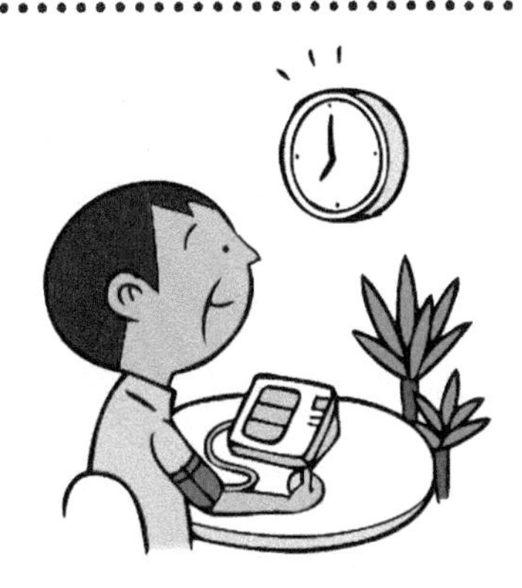

每天的同一个时候测量

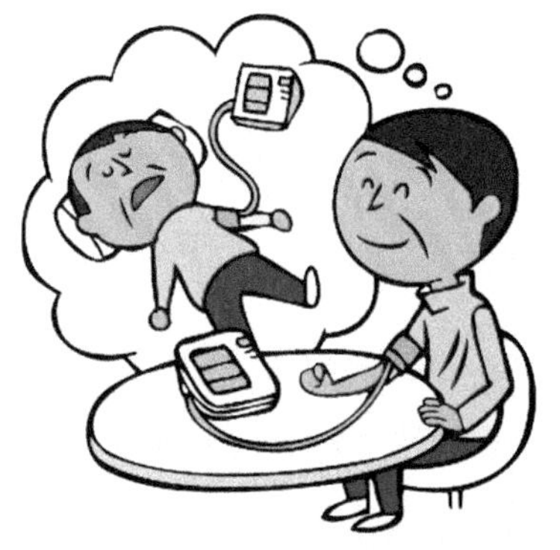

保持同一个体位姿势测量

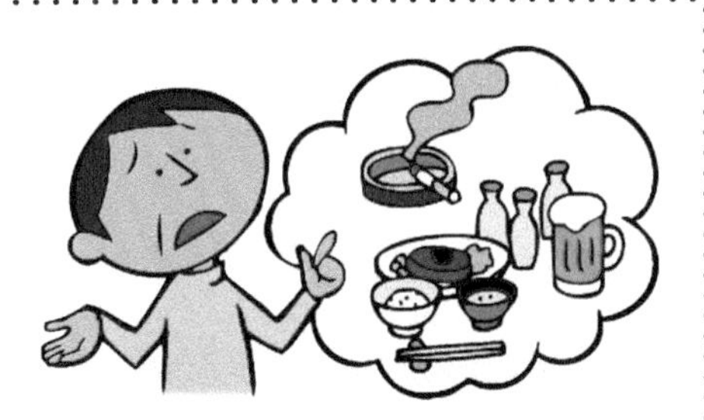

测量前 5 分钟,保持安静,
避免进食、吸烟、饮酒等

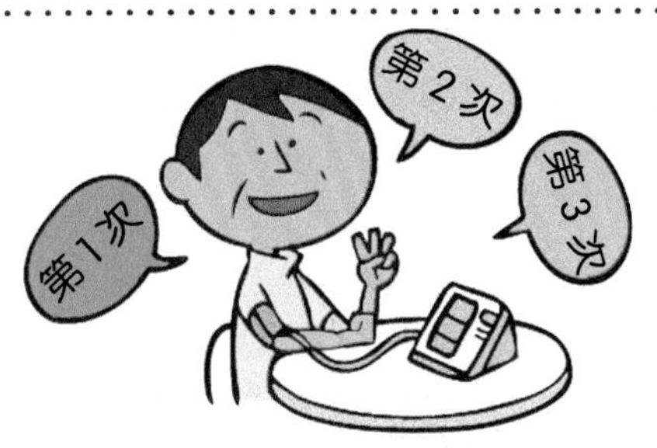

最理想的是测定 3 次,
取平均值

- 血压很容易受运动、身体及精神状态、周围环境等因素影响而改变,因此要学会掌握正确的血压测量方法。
- 尽量做到早晚分时段测量。早晨要在“起床后 1 小时内”、“排尿后”、“服用降压药前”和“早餐前”几个时段测量,晚上要在“睡觉前”测量。
- 使用上臂袖带式血压计时,袖带的位置要与心脏同高。使用手腕式血压计测量的值会略微偏高。
- 请记录好所有的测量值,去医院时交给主治医生,会有助于医生的诊断与处置。

▶▶▶关于血压的目标值请参见⇒25

24 根据血压水平的心血管风险分层

血压分类 风险层级 (血压以外的危险因素)	正常高值血压 130~139/ 85~89 mmHg	1 级高血压 140~159/ 90~99 mmHg	2 级高血压 160~179/ 100~109 mmHg	3 级高血压 ≥180/ ≥110 mmHg
风险第一层 (无危险因素)	无	低危	中危	高危
风险第二层 (糖尿病以外的 1~2 个危险因素,有代谢性疾病综合征*)	中危	中危	高危	高危
风险第三层 (糖尿病,CKD,靶器官损害,心血管疾病,3 个以上危险因素)	高危	高危	高危	高危

* 风险第二层中的代谢性疾病综合征,从预防的角度出发,作以下定义:血压正常高值以上且腹部肥胖(男性 85 cm 以上,女性 90 cm 以上),血糖值异常[空腹血糖 6.1~6.9 mmol/L 和(或)未达到糖尿病程度的糖耐量异常],脂质代谢异常,三者之中有任意一项者。有任意两项者,为风险第三层。无其他危险因素,只是腹部肥胖且脂质代谢异常,血压以外的危险因素有 2 个的情况,与代谢性疾病综合征合在一起,不能算作有 3 个危险因素。

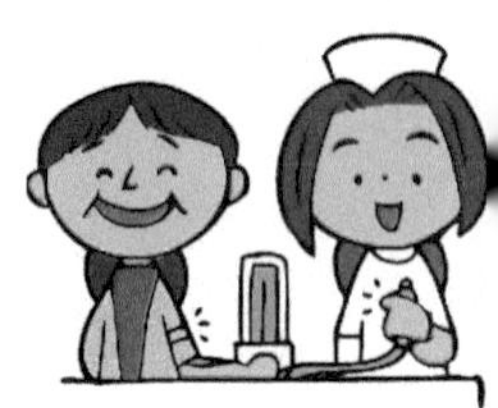

- 心血管风险分层是根据血压水平和危险因素进行风险分类的,分为低危、中危和高危 3 个层次。
- 合并糖尿病、慢性肾脏病(CKD)、靶器官损害/心血管病 3 个以上危险因素的患者为风险第三层。在风险第三层即使他们的血压是正常高值 (130~139/85~89 mmHg)也将其划分为高危人群。
- 高血压患者的初期治疗方案可以从指导其改善生活方式开始,如果低危人群在 3 个月以内,中危人群在 1 个月以内,血压还未降到 140/90mmHg 以下,建议开始使用降压药。高危人群可以直接使用降压药。

25 降压的目标值

	医院门诊测量的血压	家里测量的血压
青年/中年	130/85 mmHg 以下	125/80 mmHg 以下
老年	140/90 mmHg 以下	135/85 mmHg 以下
糖尿病患者 慢性肾病患者 心肌梗死后患者	130/80 mmHg 以下	125/75 mmHg 以下
脑血管障碍患者	140/90 mmHg 以下	135/85 mmHg 以下

摘自日本高血压学会《高血压治疗指南(2009)》

- 降压的目标值，根据年龄、并发症的有无以及测量场所而各不相同。
- 伴随着并发症的发病，心脏病危险程度将大幅度增加，因此对于合并有糖尿病等危险因素，或者伴有心脏、肾脏等器官损害的患者，应该实施更加严格的血压控制。
- 作为高血压的基本治疗方法，首先应该通过运动疗法和饮食疗法改善患者的生活习惯方式，如果这样还不能将血压降到目标值，再进行药物的追加治疗。

26 为什么血糖会升高?

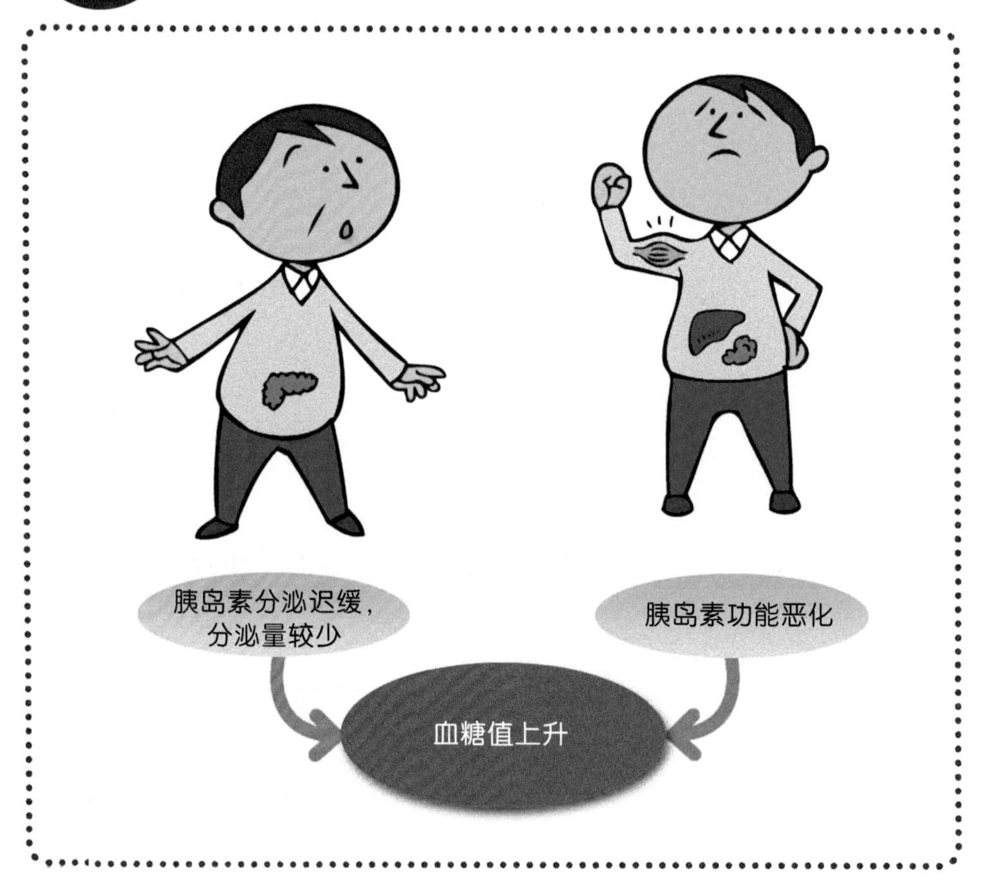

- 从食物中摄入体内的碳水化合物(米饭、面包等),被消化后转化为血液中的葡萄糖(血糖),作为热量源被吸收和储存在肌肉、肝脏、脑、心脏等组织。
- 食物进入体内以后会分泌一种称为"胰岛素"的激素。胰岛素不能正常工作时就会引起血糖升高。
- 胰岛素不能正常工作的原因,除了遗传因素以外,更多的是因为过度饮食(尤其是脂肪类食物)、饮酒过量、运动不足、吸烟等不良的生活习惯。

▶▶▶关于糖尿病的诊断标准请参见⇒29

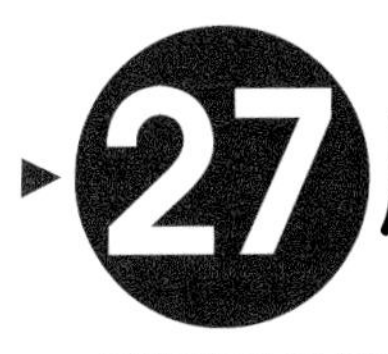

27 胰岛素：控制血糖的激素

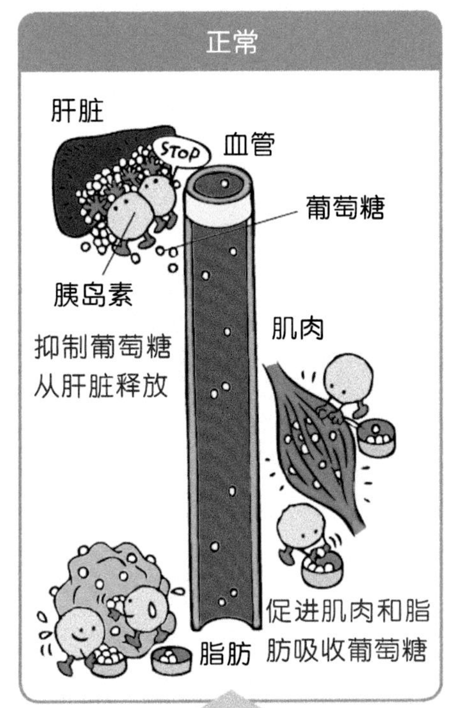

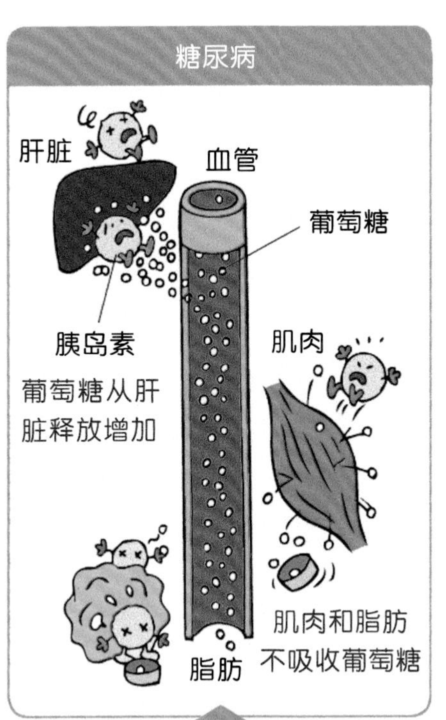

胰岛素功能正常　　胰岛素功能异常

- “胰岛素”是胰脏分泌出来的激素，可以帮助血糖的吸收利用，控制血糖值。胰岛素的作用包括：抑制肝脏释放葡萄糖，促进肌肉和脂肪组织吸收葡萄糖，降低血糖。
- 人体内有多种可以升高血糖值的激素，但是可以降低血糖值的激素只有胰岛素一种。因此，如果胰岛素不能正常工作，在各脏器组织内不能利用的葡萄糖将残留在血液中，从而使血糖值升高。

28 高血糖的危害

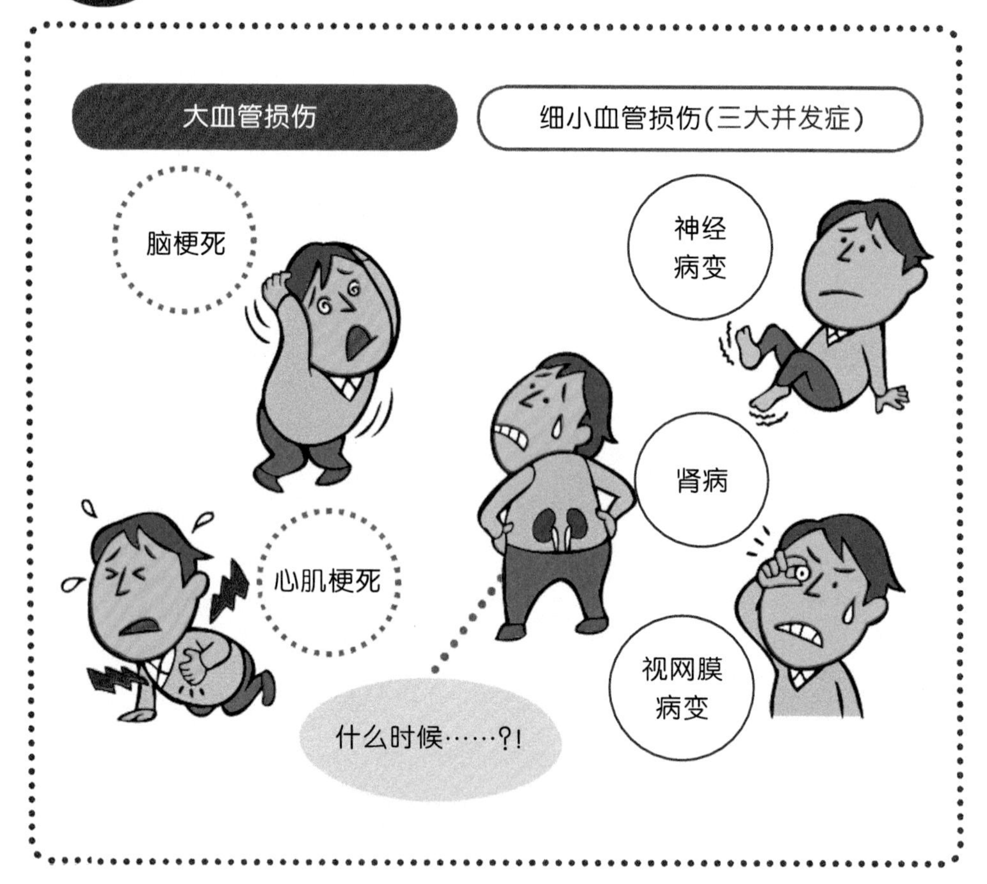

● 仅仅血糖的升高,一般不会有任何症状,但是一旦长期处于高血糖状态而放任不管,病情会在不知不觉中发展,以致最终引发各种严重的并发症。

● 糖尿病有三大并发症,分别是视网膜病变、肾病、神经病变,它们一般是由于细小血管损伤引起。这些病变在发病初期如果可以有效地控制血糖,完全可能治愈,但是一旦病程进展到一定程度,完全治愈的可能性就很小了。

● 大血管受到损伤后,会诱发诸如心肌梗死、脑梗死等致命性疾病。

29 糖尿病的诊断标准

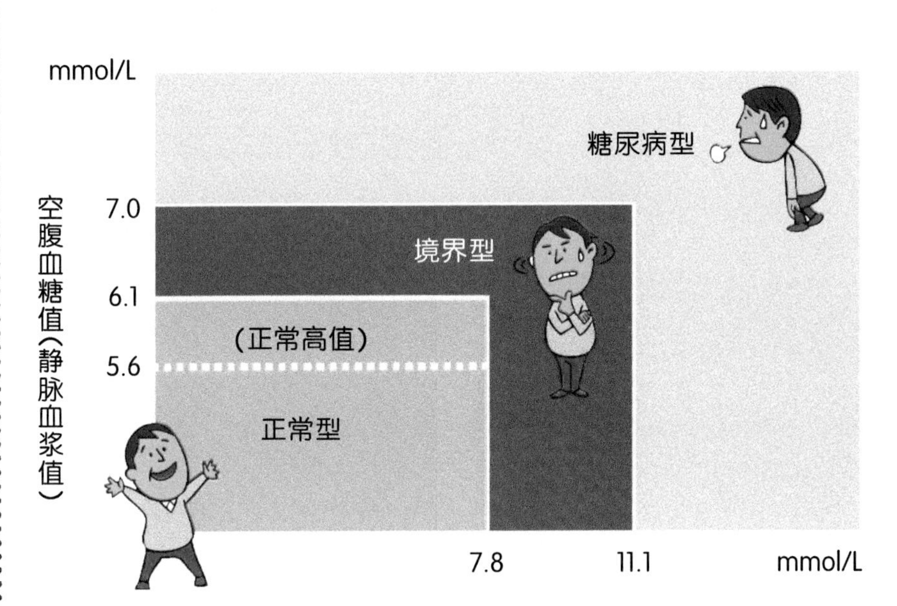

摘自日本糖尿病学会《糖尿病的治疗指南(2010)》

- 空腹血糖≥7.0 mmol/L,或口服 75 g 葡萄糖耐量试验,服糖后 2 小时内血糖≥11.1 mmol/L 将高度怀疑糖尿病。选择其他日期再测定一次,如果结果和前次一样将诊断为"糖尿病"。
- 如果只是偶尔一次检查血糖值达到糖尿病诊断标准,但是具有"典型的糖尿病特征""糖尿性视网膜病""糖化血红蛋白(HbA1c)6.5%以上"中任何一项者也可诊断为糖尿病。
- 一些人空腹血糖接近正常值,但是餐后血糖略高出正常值,对于这类情况如果置之不理,其发展成糖尿病的概率很高,我们称之为"糖尿病预备军"。近年"糖尿病+糖尿病预备军"的人群呈增加趋势。

2 • 动脉硬化与危险因素

30 血糖的控制目标

指 标	优	良	可		差
			不充分	不良	
HbA1c (国际标准值%) HbA1c (JDS 值%)	6.2 以下 5.8 以下	6.2~6.9 以下 5.8~6.5 以下	6.9~7.4 以下 6.5~7.0 以下	7.4~8.4 以下 7.0~8.0 以下	8.4 以上 8.0 以上
空腹血糖值 (mmol/L)	4.4~6.1 以下	6.1~7.3 以下	7.3~8.9 以下		8.9 以上
餐后 2 小时血糖值 (mmol/L)	4.4~7.8 以下	7.8~10.0 以下	10.0~12.2 以下		12.2 以上

摘自日本糖尿病学会《糖尿病的治疗指南(2010)》

- 控制好血糖是预防糖尿病并发症的发病和进展的主要措施。
- 作为糖尿病的基本治疗方法,首先应该通过运动疗法和饮食疗法改善患者的生活习惯方式。如果这些方法和措施仍不能将血糖降到目标值时,再进行药物的追加治疗。
- 在糖尿病症状较轻的初期开始治疗,可以抑制病程的进展,防止血管并发症的发生,而且治疗效果明显。随着病程的进展,其治疗难度将大大增加,因此糖尿病的治疗关键是早期治疗。

31 什么是胆固醇？

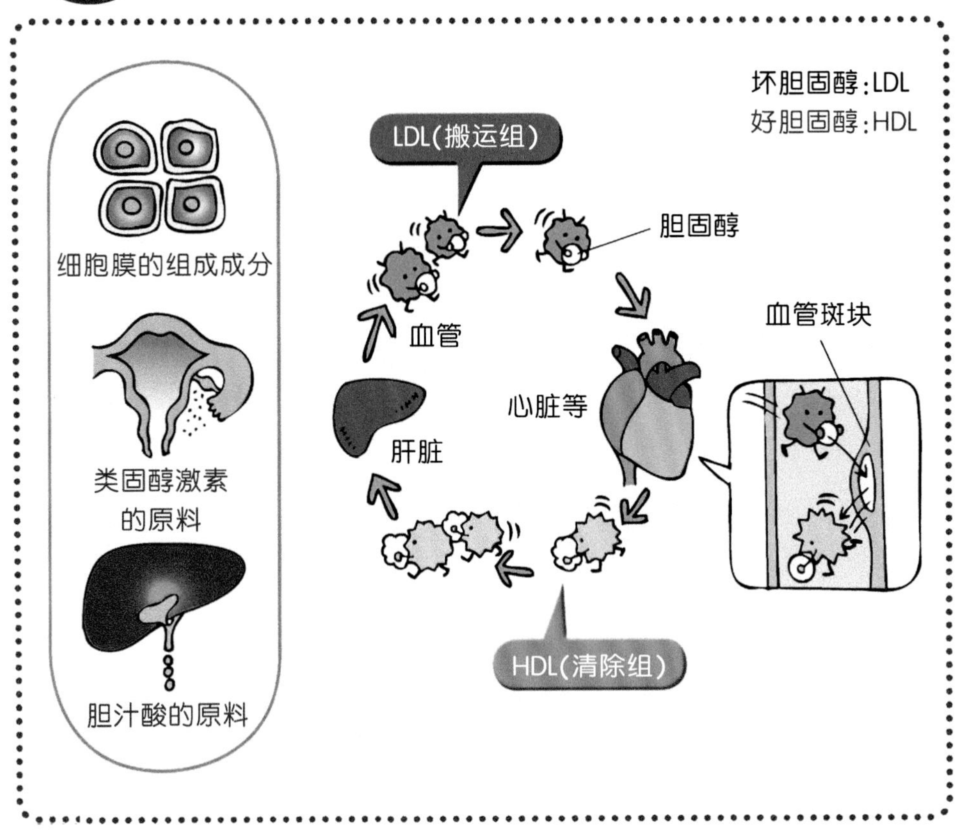

● 胆固醇是动物组织细胞所不可缺少的一种脂类物质。它不仅参与形成细胞膜，而且是合成雌激素等类固醇激素以及进行消化吸收时所需的胆汁酸的原料。

● 胆固醇主要包括低密度脂蛋白(LDL)胆固醇和高密度脂蛋白(HDL)胆固醇。

● LDL 胆固醇，是指将胆固醇从肝脏转运到肌肉和血管等组织过程中的胆固醇。LDL 胆固醇过量会沉积在血管壁内侧，是导致动脉硬化的罪魁祸首，因此俗称“坏胆固醇”。

● 相反，HDL 胆固醇，是指将胆固醇从血管等组织转运到肝脏过程中的胆固醇，能够防止动脉硬化，因此俗称“好胆固醇”。

32 为什么胆固醇会升高?

20%
从食物中吸收
过量摄入高
胆固醇食物
80%
体内合成
热量摄取过剩
胆固醇大量合成

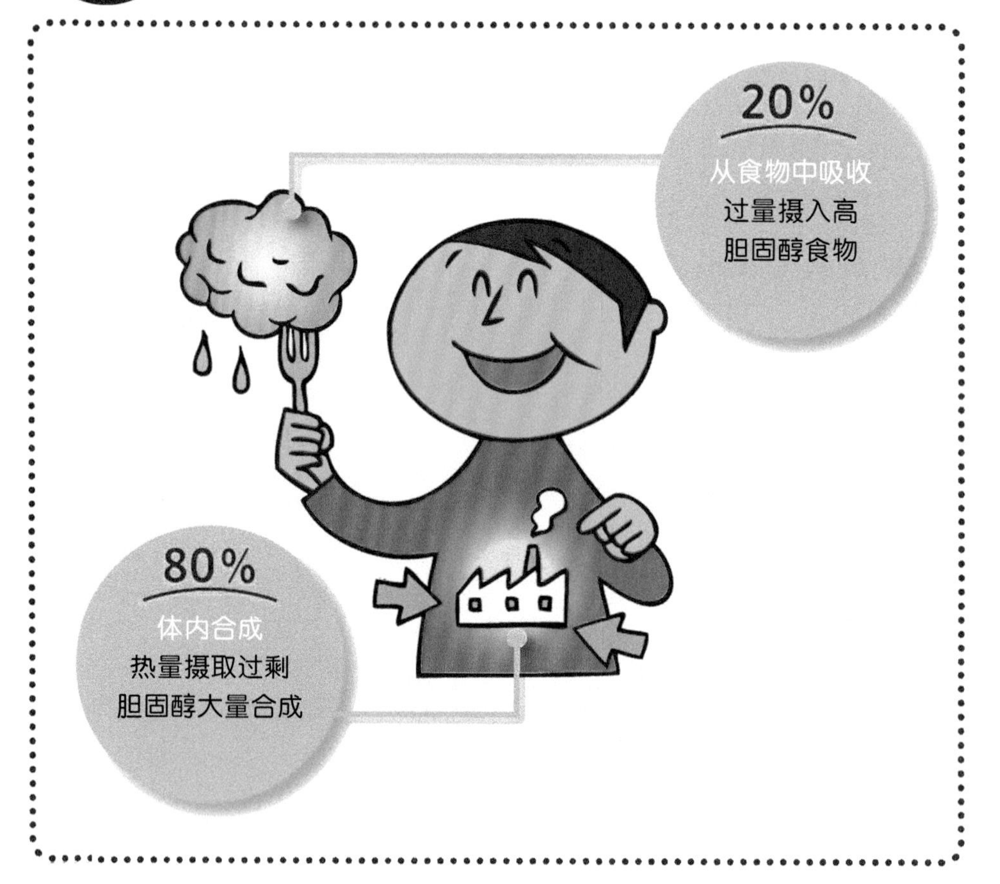

- 血液中的胆固醇,20%左右是从吃的食物中吸收得来的，其余的大部分是在体内(肝脏)合成的。
- 高热量和过量的饱和脂肪(食用油、牛肉、奶油等)的摄入可以促进体内胆固醇的合成,使血液中的胆固醇浓度增加。近年来,由于饮食生活的西方化,所以饮食方面的脂质比例有所增加,日本人的胆固醇值也呈现增加的趋势。
- 胆固醇值和性激素关系密切，女性在更年期以后胆固醇特别容易升高,因此要特别注意。

▶▶▶关于饮食生活的西方化请参见⇒

33 什么是甘油三酯?

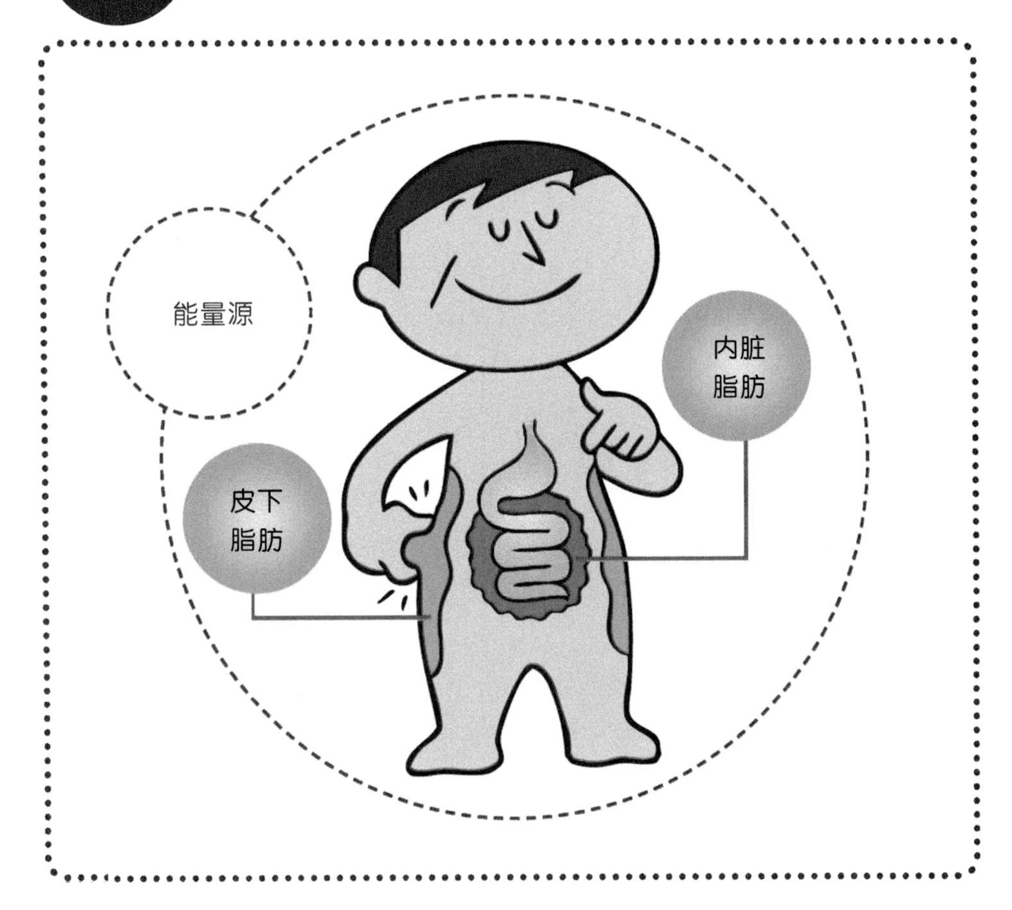

- 甘油三酯(中性脂肪),是人体内含量最多的脂类,大部分组织均可以利用甘油三酯分解产物供给热量,同时肝脏、脂肪等组织还可以进行甘油三酯的合成,在脂肪组织中贮存。
- 人体的脂肪组织,有存在皮下的"皮下脂肪"和存在内脏器官周围的"内脏脂肪",内脏脂肪的增加可能会引起各种疾病。

34 为什么甘油三酯会升高?

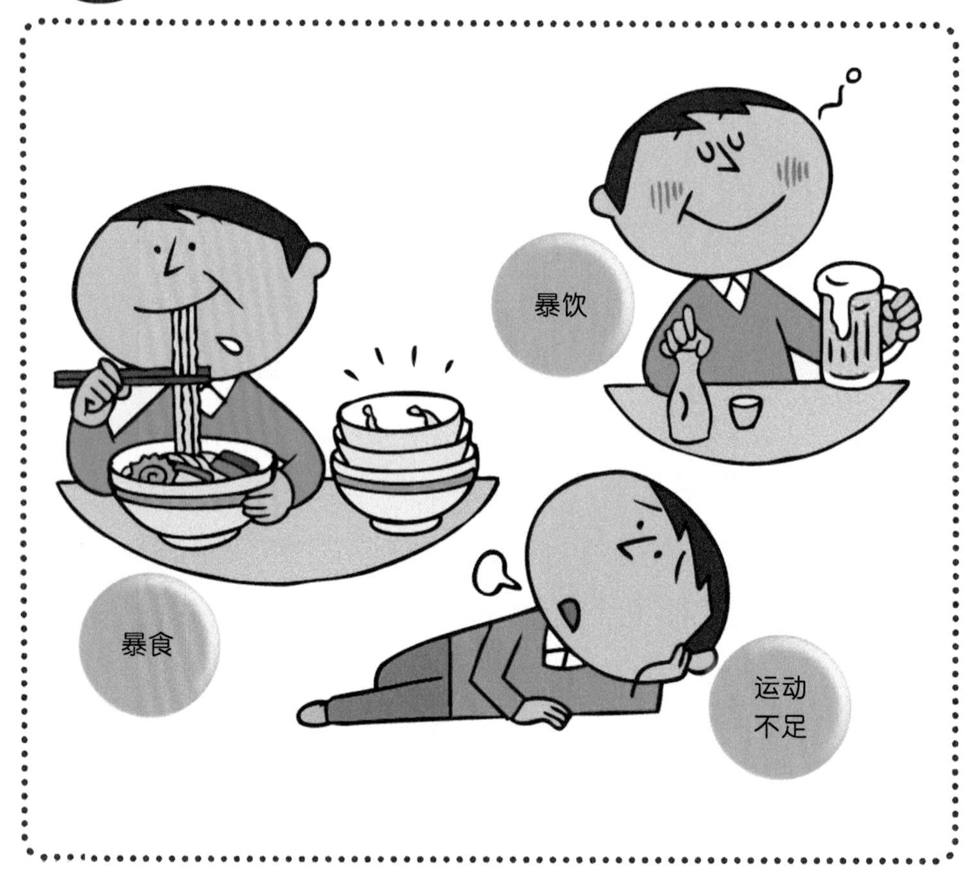

- 饮食中如果摄入过多的富含胆固醇的食物,或是人体中的甘油三酯没有被作为热量源使用,这两种情况都会造成体内的甘油三酯蓄积升高。
- 甘油三酯高,会引起内脏脂肪型的肥胖。如果在肝脏蓄积会引起"脂肪肝"。
- 甘油三酯高,会降低 HDL 胆固醇,缩小 LDL 胆固醇颗粒,从而使 LDL 胆固醇容易在动脉壁蓄积,引起动脉硬化。

脂质代谢异常的诊断标准

高 LDL 胆固醇血症	LDL 值	3.62 mmol/L 以上
低 HDL 胆固醇血症	HDL 值	1.04 mmol/L 以下
高甘油三酯血症	TG 值	1.70 mmol/L 以上

摘自日本动脉硬化学会《动脉硬化性疾病预防指南(2007)》

- 脂质代谢异常，是指血液中的脂肪(胆固醇和甘油三酯)水平升高或是减少所产生的疾病，可分为 LDL 胆固醇增多型(高 LDL 胆固醇血症)、HDL 胆固醇减少型(低 HDL 胆固醇血症)、甘油三酯增多型(高甘油三酯血症)。
- 符合以下 3 项指标之一者即可诊断为“脂质代谢异常”。空腹血：LDL 胆固醇>3.62mmol/L、HDL 胆固醇<1.04mmol/L、甘油三酯>1.70mmol/L。

▶▶▶ 参照下页表格，检查一下您是否容易患脂质代谢异常！

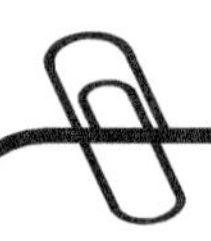

检查一下
您是否容易患脂质代谢异常

- [ ] 喜食肉类或油脂大的食物
- [ ] 喜食甜食或乳脂肪类制品(奶油蛋糕),喜食水果
- [ ] 常喝酒
- [ ] 日常很少步行走路
- [ ] 有肥胖倾向
- [ ] 高血压或血压处于正常高值状态
- [ ] 糖尿病,或者血糖值高
- [ ] 痛风
- [ ] 有脂质代谢异常或动脉硬化的家族史
- [ ] 绝经后女性

▸36 血脂的控制目标

治疗方针与原则	类别		血脂控制的目标(mmol/L)		
		LDL-C 以外的危险因素 *	LDL-C	HDL-C	TG
一级预防 首先是生活习惯的改善，然后再考虑药物治疗	Ⅰ型(低危组)	0	<4.14	≥1.04	<1.70
	Ⅱ型(中危组)	1~2	<3.62		
	Ⅲ型(高危组)	3 以上	<3.11		
二级预防 生活习惯的改善与药物治疗同时进行	有冠状动脉疾病既往史		<2.59		

在控制血脂的同时，纠正其他危险因素(吸烟、高血压、糖尿病等)是非常重要的。

*LDL-C 以外的主要危险因素

老龄(男性≥45 岁，女性≥55 岁)，高血压，糖尿病(含糖耐量异常)，吸烟，冠状动脉疾病家族史，低 HDL-C 血症(<1.04 mmol/L))。

- 糖尿病、脑梗死、动脉硬化性闭塞症的并发症属于Ⅲ型(高危组)。

摘自日本动脉硬化学会《动脉硬化性疾病预防指南(2007)》

- LDL 胆固醇的控制目标值，由脂质代谢异常以外的危险因素决定，合并的危险因素越多越要严格控制。对于有冠状动脉疾病史的患者，其 LDL 胆固醇的控制目标值应该低于 2.59 mmol/L。
- 身为“好胆固醇”的 HDL 胆固醇越多越好，其目标值应为 1.04 mmol/L 以上。此外，甘油三酯高往往容易合并其他危险因素而引起动脉硬化，因此它的目标值应为 1.70 mmol/L 以下。
- 作为脂质代谢异常的基本治疗方法，首先应该通过运动疗法和饮食疗法改善患者的生活习惯方式，如果效果不明显，再进行药物的追加治疗。

37 什么是肥胖？

BMI 计算公式

$$BMI = \frac{体重(Kg)}{身高(m) \times 身高(m)}$$

	BMI
低体重(消瘦)	18.5 以下
正常体重	18.5~25.0
肥胖(1 度)	25.0~30.0
肥胖(2 度)	30.0~35.0
肥胖(3 度)	35.0~40.0
肥胖(4 度)	40.0 以上

摘自日本肥胖学会《肥胖度判定标准(2000)》

- 人体主要由糖、蛋白质、脂肪、矿物质等组成，其中脂肪比例呈过多的状态就称为“肥胖”。
- 肥胖的判定经常使用体重指数，简称 BMI(Body Mass Index)，它是一种计算体重与身高平方之比的指数。根据日本肥胖学会的标准，BMI 超过 25 即为肥胖。

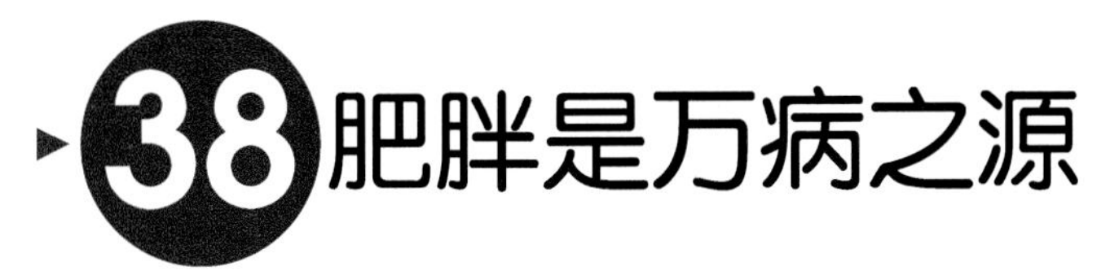

38 肥胖是万病之源

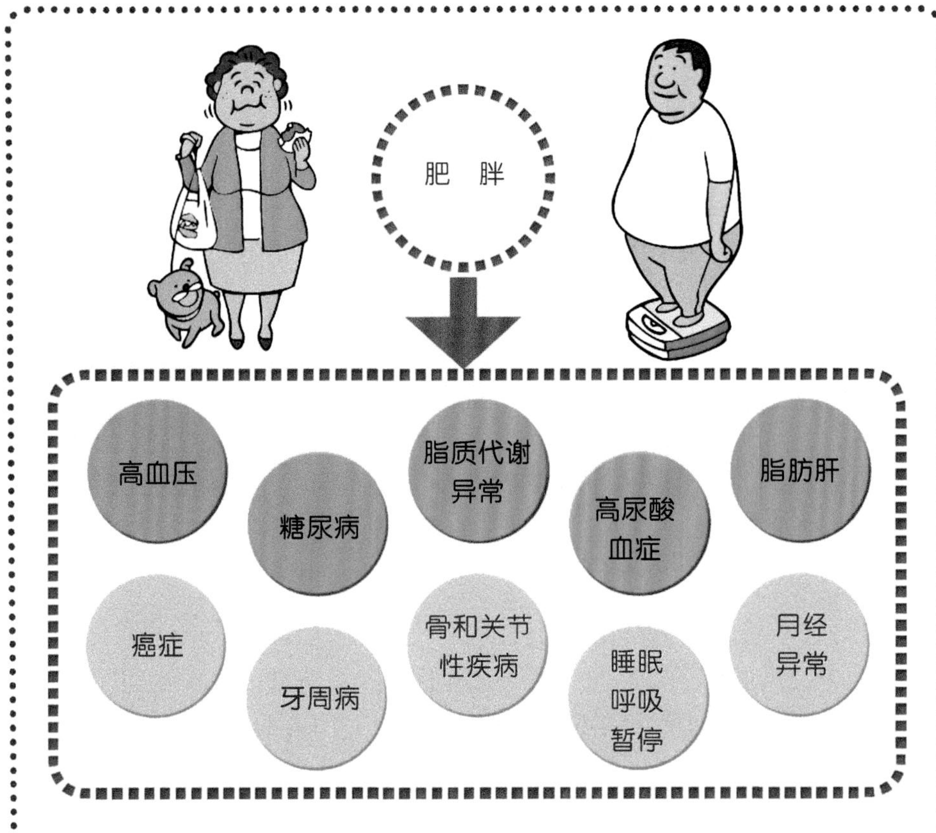

- 肥胖虽然不是疾病，但是当身体因肥胖而影响健康时，其肥胖就被认定为“肥胖症”。肥胖不仅是高血压、糖尿病等生活方式疾病的病因，也是癌症、牙周病、骨和关节性疾病等的病因。
- 肥胖，可以分为皮下脂肪型肥胖和内脏脂肪型肥胖。很多研究结果显示，内脏脂肪型肥胖更容易引发各种疾病。
- 内脏脂肪和腰围（测量与肚脐等高的腰围）成正比，因此腰围被用来判定内脏脂肪型肥胖。男性腰围在 85 cm 以上，女性腰围在 90 cm 以上，可以判定为内脏脂肪型肥胖。

39 什么是代谢综合征?

在下列①项基础上，合并②~④项中两项以上的，即可诊断为代谢综合征。

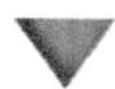

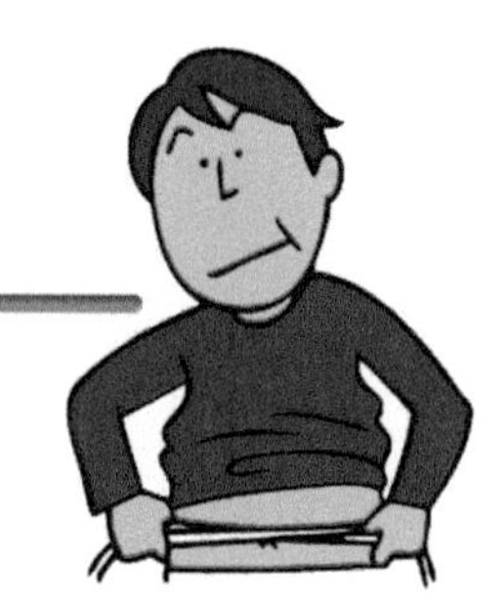

①内脏脂肪型肥胖：腰围 男性 85 cm 以上
女性 90 cm 以上

②脂质代谢异常：甘油三酯 1.70 mmol/L 以上
并且
HDL-C 1.04 mmol/L 以下

③高血压：收缩压 130 mmHg 以上
并且
舒张压 85 mmHg 以上

④高血糖：空腹血糖 6.1 mmol/L 以上

- 内脏脂肪型肥胖者容易并发脂质代谢异常、高血压、糖尿病等危险因素，即使各危险因素的症状较轻，但是会大大加重缺血性心脏病及脑卒中的发病概率和危险程度。这种在内脏脂肪型肥胖的基础上合并有两项以上危险因素（高血压、高血糖、脂质代谢异常）的综合征称为“代谢综合征”。
- 对于代谢综合征的治疗，仅凭药物治疗只能改善各危险因素的症状（如使用降压药降低血压），所以如果不改善内脏脂肪型肥胖就不能从根本上治愈代谢综合征。因此，患者注意运动和饮食等生活方式的改善，对纠正肥胖是非常重要的。

40 什么是慢性肾脏病(CKD)?

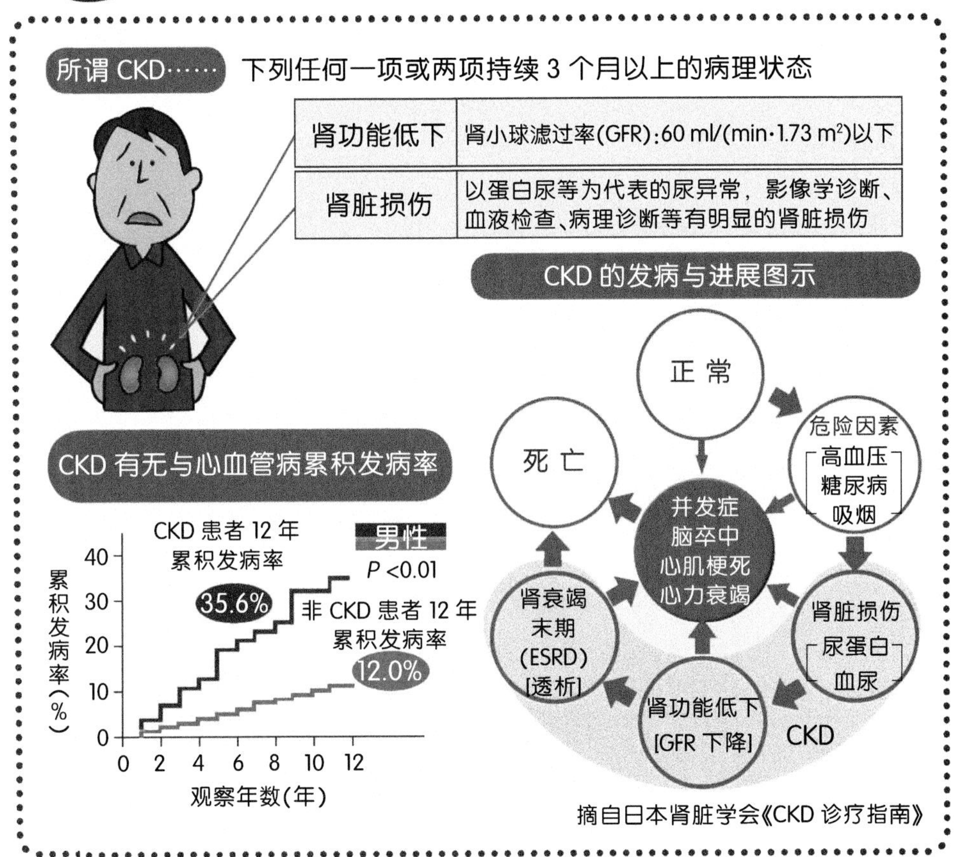

- 肾脏，通过富集毛细血管的肾小球过滤血液产生尿(仿佛一个过滤网)。这个过滤网的网眼一旦堵死了或者变大了，体内的代谢产物就无法排出体外，或者尿里面会混入营养物质(蛋白质)排出体外。
- 慢性肾脏病，是指肾脏功能低下或肾脏损伤持续 3 个月以上的状态。最近的研究证实，慢性肾脏病是心肌梗死及脑卒中等心血管疾病的危险因素。
- 慢性肾脏病的危险因素包括高血压、糖尿病、脂质代谢异常、吸烟等。

▶▶▶ 请参照下页表格检查一下您的肾脏功能吧!

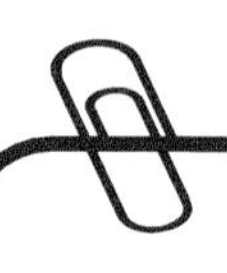

检查一下自己的肾脏功能

如果想知道自己的肾脏工作能力，可以通过肾小球滤过率(GFR)来了解。GFR 值，可以通过性别、年龄、血清肌酐(mg/dL)而得出。下表可以简单地检索出 GFR 值，从而了解您自己的肾脏工作能力。

检索表的使用方法

①性别确认

②年龄确认(上方灰色部分)

③血清肌酐值确认(左侧纵列灰色部分)

④年龄与血清肌酐值交叉处即为您的 GFR 值

⑤根据 GFR 值，确认肾脏功能的分期(病期分类)

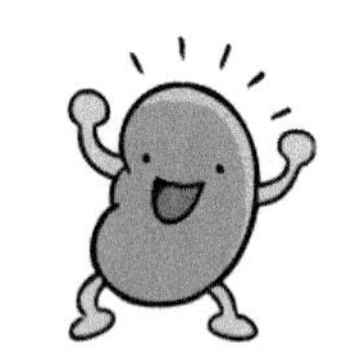

①→男性

③↓ 肌酐	②→年龄											
	20	25	30	35	40	45	50	55	60	65	70	75
0.60	144	135	128	122	118	114	110	107	106	102	100	98
0.70	121	114	108	103	99	96	93	91	89	87	85	83
0.80	105	98	93	89	86	83	81	78	77	75	73	72
0.90	92	86	82	79	76	73	71	69	67	66	64	63
1.00	82	77	73	70	67	65	63	61	60	59	57	56
1.10	74	69	66	63	61	59	57	55	54	53	52	51
1.20	67	63	60	57	55	53	52	50	49	48	47	46
1.30	62	58	55	53	51	49	47	46	45	44	43	42
1.40	57	53	51	48	47	45	44	43	42	41	40	39
1.50	53	49	47	45	43	42	41	39	38	38	37	36
1.60	49	46	44	42	40	39	38	37	36	35	34	34
1.70	46	43	41	39	38	36	35	34	34	33	32	31
1.80	43	41	38	37	35	34	33	32	32	31	30	30
1.90	41	38	36	35	33	32	31	30	30	29	28	28
2.00	39	36	34	33	32	31	30	29	28	27	27	26

①→女性

③↓ 肌酐	②→年龄											
	20	25	30	35	40	45	50	55	60	65	70	75
0.60	109	100	95	90	87	84	82	79	77	76	74	73
0.70	90	84	80	76	74	71	69	67	65	65	63	61
0.80	78	73	69	66	64	61	60	58	57	55	54	53
0.90	68	64	61	58	56	54	52	51	50	49	48	47
1.00	61	57	54	52	50	48	47	45	44	43	42	42
1.10	55	51	49	47	45	43	42	41	40	39	38	37
1.20	50	47	44	42	41	39	38	37	36	35	35	34
1.30	46	43	41	39	37	36	35	34	33	33	32	31
1.40	42	39	37	36	34	33	32	31	31	30	29	29
1.50	39	37	35	33	32	31	30	29	28	28	27	27
1.60	36	34	32	31	30	29	28	27	27	26	25	25
1.70	34	32	30	29	28	27	26	25	25	24	24	23
1.80	32	30	28	27	26	25	25	24	23	23	22	22
1.90	30	28	27	26	25	24	23	23	22	21	21	21
2.00	28	27	25	24	23	23	22	21	21	20	20	20

⑤→【病期分类】

GFR	≥90	89~60	59~50	49~30	29~15	<15
慢性肾脏病	第 1 期	第 2 期	第 3 期	第 3 期	第 4 期	第 5 期
程度说明	正常或亢进	轻度低下	中度低下	中度低下	高度低下	肾衰竭(透析)
				建议到门诊接受诊疗		

(注：血清肌酐 1 mg/dL=88.4 μmol/L)

41 吸烟，百害无一利！

坏物质：LDL-C
好物质：HDL-C
血管内
LDL-C 增加
HDL-C 减少
药
药效降低
2 倍
吸烟人的家属，
比不吸烟人的家属，
更易患心肌梗死
病
病
各种各样的病死率升高

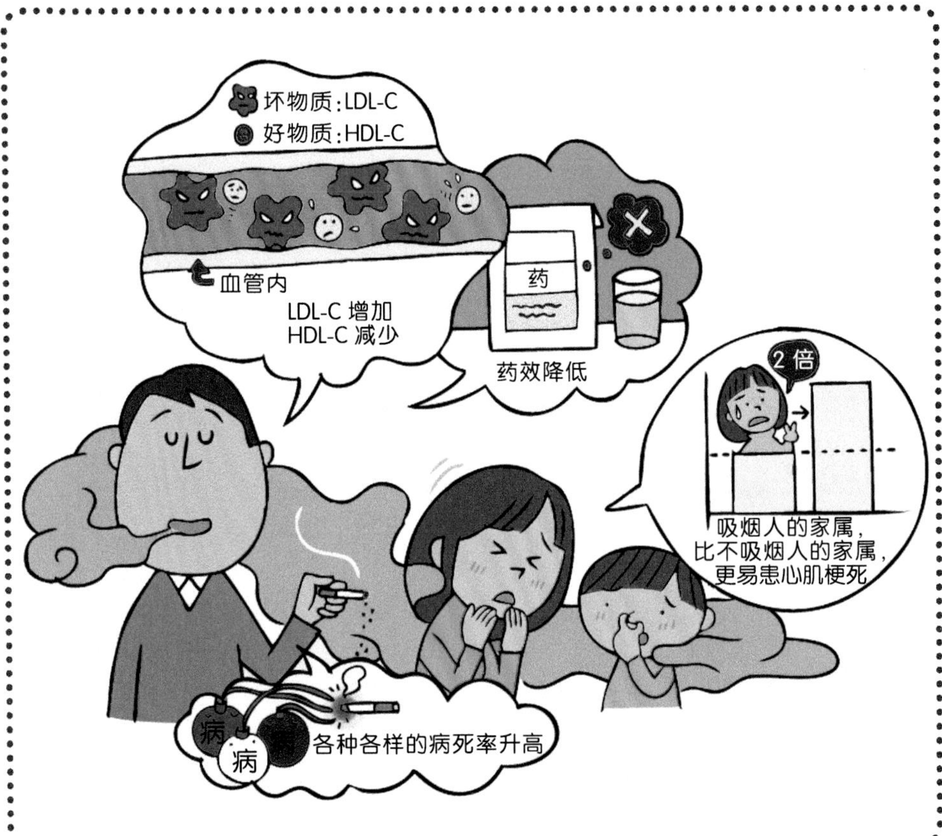

- 香烟里面含有 4000 多种物质，其中有 200 种以上是有毒物质，60 多种是致癌物质。代表性的有害物质包括尼古丁、烟焦油、氢氰酸、一氧化碳等。
- 吸烟和缺血性心脏病、癌症、慢性阻塞性肺病(COPD)、消化道溃疡等多种疾病有着密切关联。
- 二手烟，既包括吸烟者吐出的主流烟雾，也包括从纸烟、雪茄或烟斗中直接冒出的侧流烟。侧流烟中的有害物质是主流烟雾的 2~4 倍以上。吸入二手烟和少量吸烟是同等的效果，称为“被动吸烟”。

42 戒烟！戒烟！

控制吸烟的欲望
坚定信心
不轻言放弃
补充水分
加强运动
居
酒
屋
回避容易引起吸烟
的场所(酒席等)
餐后马
上离席
常念
吸烟
害处
6月休煙
1 2 3 4 5 6 7
8 9 10 11 12
制订戒烟计划
戒烟宣言
扔掉烟盒与打火机
接受戒烟门诊的指导

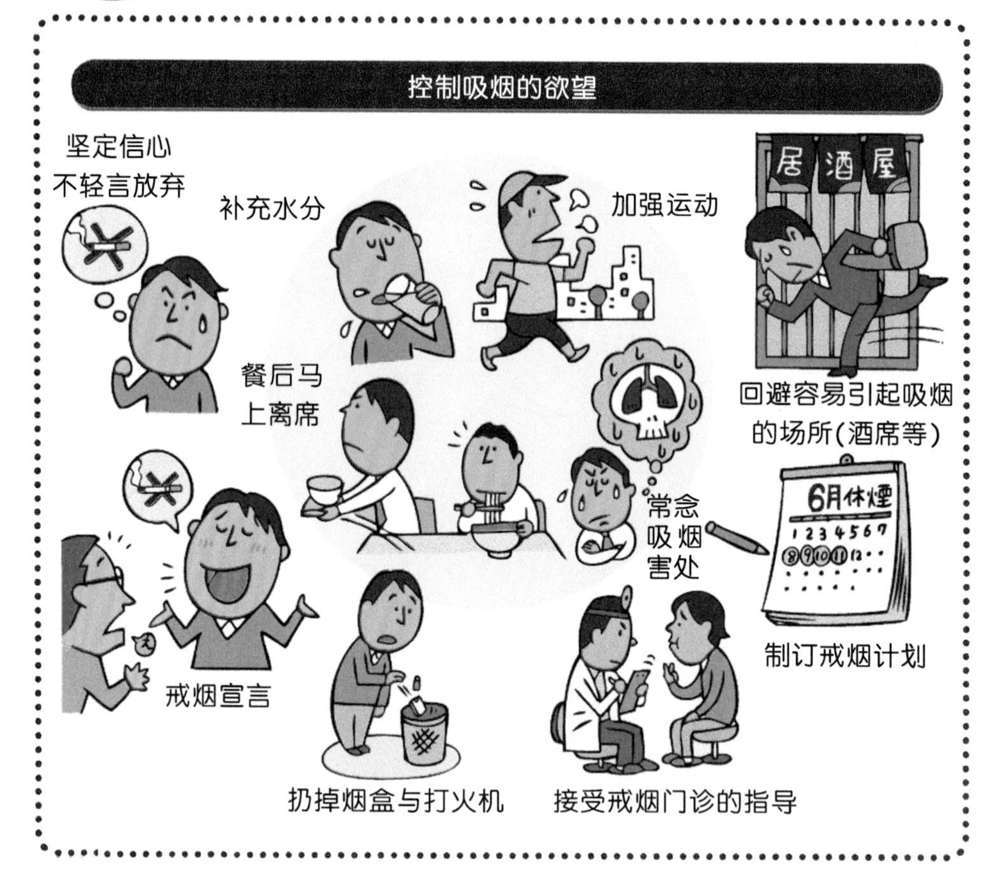

● 戒烟是治疗心脏病的必要条件。戒烟后可以减少缺血性心脏病的危险，并且能确实减少与吸烟有关的各种疾病的危险程度。即使长期吸烟者，戒烟后也会有很好的效果。

● 制订具体的戒烟计划和目标。为此可以处理掉吸烟工具，避开容易吸烟的环境，采取其他行为方式代替吸烟等，需要下工夫去培养良好的日常生活习惯。

● 对于实在难以戒烟的患者，也可以求助于医疗机构的相关专家，给自己一些指导意见和帮助。

3

心脏康复

▸43 什么是心脏康复？

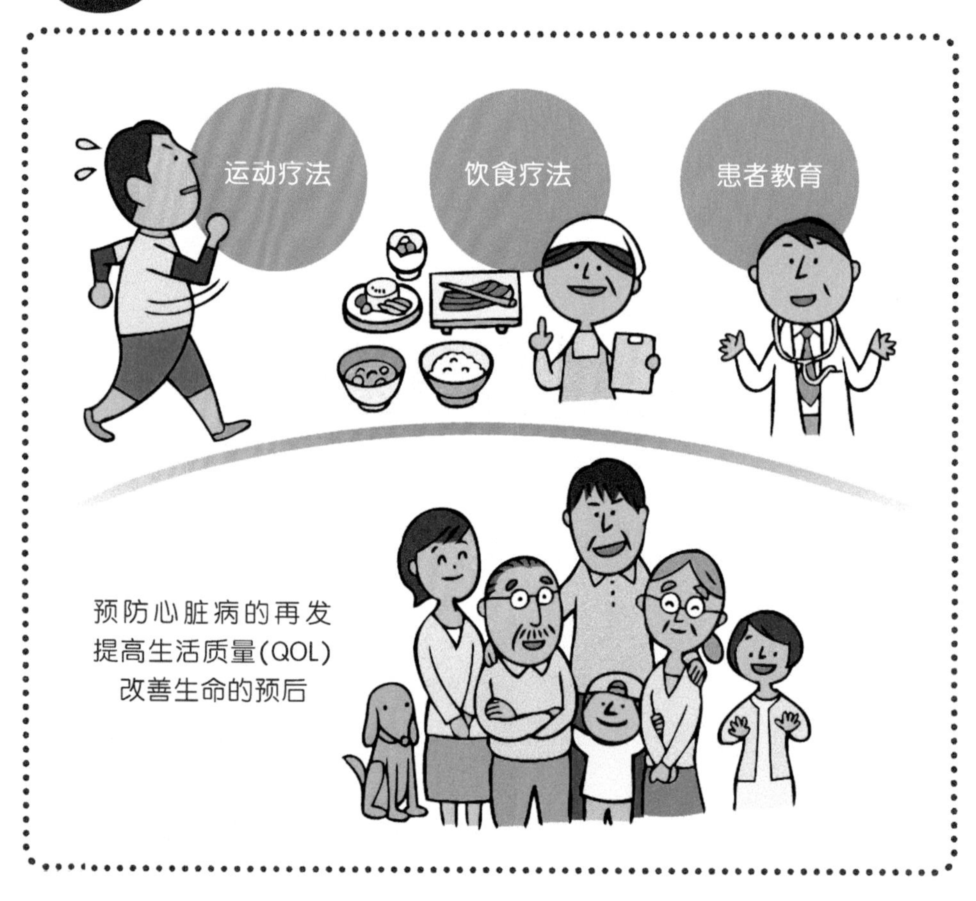

- 心脏康复，是指为改善因为心脏病引起的心脏和全身的功能低下，预防心脏病的再发，改善生活质量(QOL)而进行的系统性治疗。
- 心脏康复一般由以下三大部分构成，即："运动疗法"、"饮食疗法"以及为了患者正确地理解自身的疾病状态而进行的"患者教育"。
- 心脏康复，是以患者为中心，由包括医生、护士、康复治疗师、营养师、药剂师、心理治疗师等多方医疗人员参与，为患者制订个性化的康复方案并实施治疗。

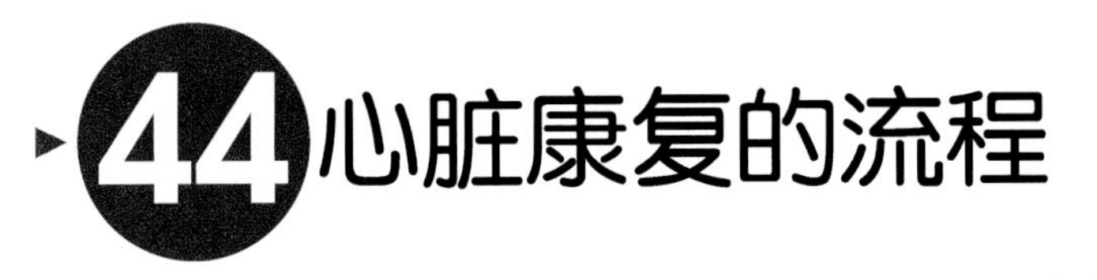

44 心脏康复的流程

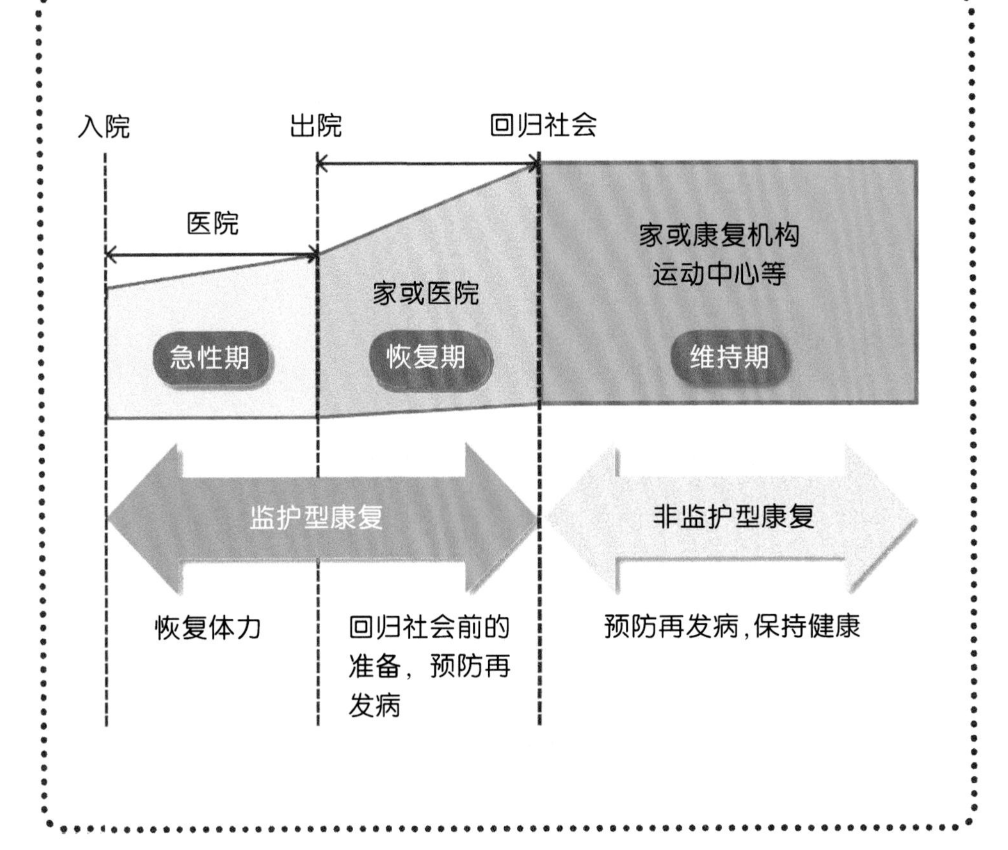

- 心脏康复,按照实施的时期可分为“急性期”“恢复期”“维持期”3个阶段。
- 发病或者手术后1~2周进行的急性期康复,要在医生、护士和康复治疗师的监督下,一边观察病程的进展以及心脏的状态一边进行康复治疗,目标是恢复维持基本和必要的日常生活动作的身体活动能力。
- 恢复期心脏康复,主要治疗目的是回归社会和防治疾病再发。
- 维持期心脏康复,主要治疗目的是预防疾病再发和维持健康,这是需要终生坚持的。

恢复期心脏康复的重要性

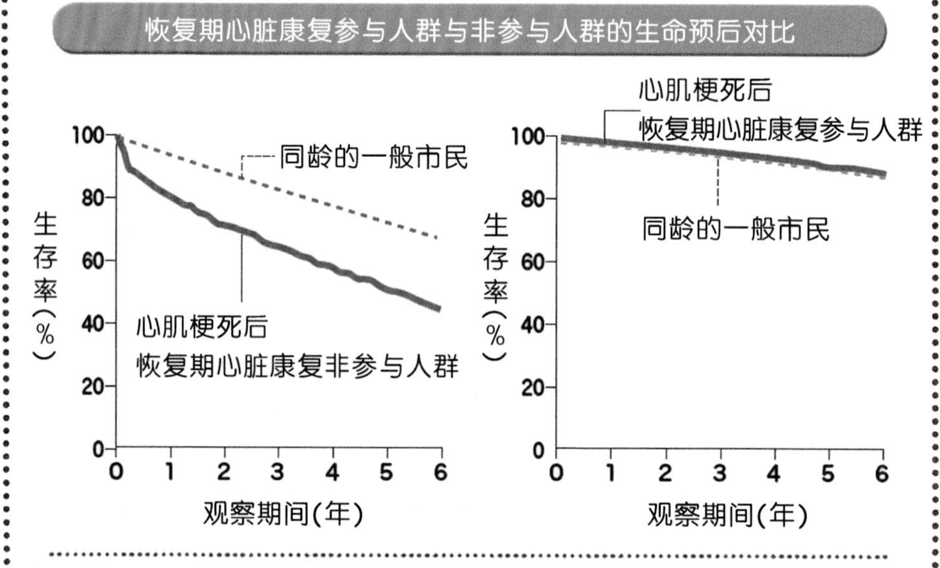

对象：美国明尼苏达州的心肌梗死患者 1821 例

结果：死亡 774 例，再发病 493 例（跟踪 6 年）

与非参与人群相比，恢复期心脏康复参与人群死亡率降低 56%，再发病率降低 28%

(Witt BJ, et al. J Am Coll Cardiol. 2004; 44:988–996)

- 心脏康复，被证实和他汀类脂质代谢异常治疗药作用相同，可以使动脉硬化的粥样硬化斑块稳定，能有效地防止缺血性心脏病的发病和再发，因此临床上推荐进行心脏康复（特别是恢复期心脏康复）。
- 坚持心脏康复可以改善疾病的预后效果。在美国明尼苏达州进行的一项调查研究显示，心肌梗死患者发病后，接受常规临床治疗（手术和药物等血管内治疗）和急性期心脏康复的人群，其生存率比同年龄的一般市民大幅降低，但是坚持完成 6 个月恢复期心脏康复的人群，其生存率与同年龄的一般市民完全一致。因此，对于延长预后效果，仅仅实施急性期心脏康复是不够的，实施恢复期心脏康复也是十分重要的。
- 从对患者的健康影响来看，相对于其他的治疗方法和效果，心脏康复是非常经济实用的，而且效果明显。

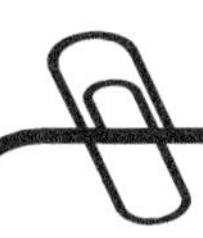

东北大学附属医院的恢复期心脏康复内容1例介绍

	预定	运动疗法	讲座
周一	急性期心脏康复 完成者入院	心肺运动负荷试验	①目的说明
周二	入院一般检查 会诊	运动指导准备	②疾病讲解
周三		运动疗法	③危险因素
周四		运动疗法	④运动疗法
周五	下午开始佩戴24小时 心电监护外出活动	运动疗法	⑤日常生活
周六			
周日			
周一		运动疗法	⑥精神压力
周二	营养师饮食指导 会诊	运动疗法	
周三	心脏超声检查	运动疗法	⑦饮食疗法
周四	采血检查	运动疗法	⑧恢复工作
周五	出院		

46 维持期心脏康复

健康俱乐部

心脏病患者聚集在运动教室一起活动

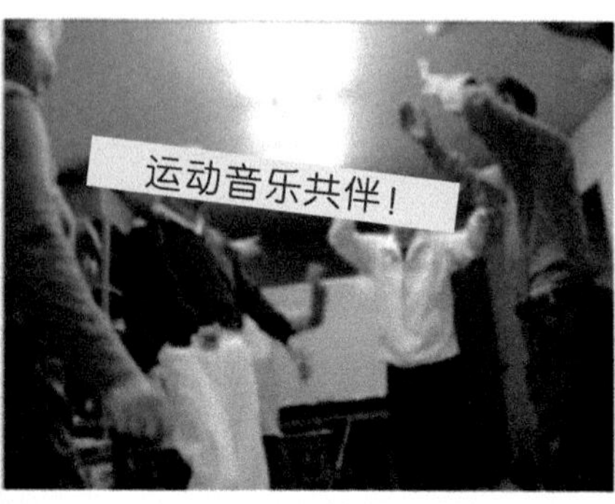

运动音乐共伴!

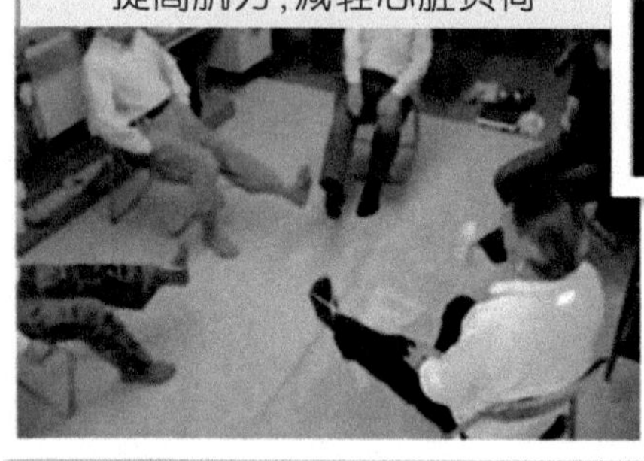

提高肌力,减轻心脏负荷

- 进入到维持期的康复治疗往往难以坚持,这就需要全社会的力量来共同努力,可以由官方和民间组织合力,设立社区健康俱乐部,目的是让更多的人可以参加维持期心脏康复治疗。
- 健康俱乐部提供康复场所和相关公共设施等,由心脏康复专家进行康复技术指导。
- 患有相同疾病的患者在这里可以互相交流、互相鼓励,有利于将康复治疗坚持下去。

▶▶▶关于日本心脏康复学会请参见⇒ 49

47 慢性心力衰竭的康复治疗

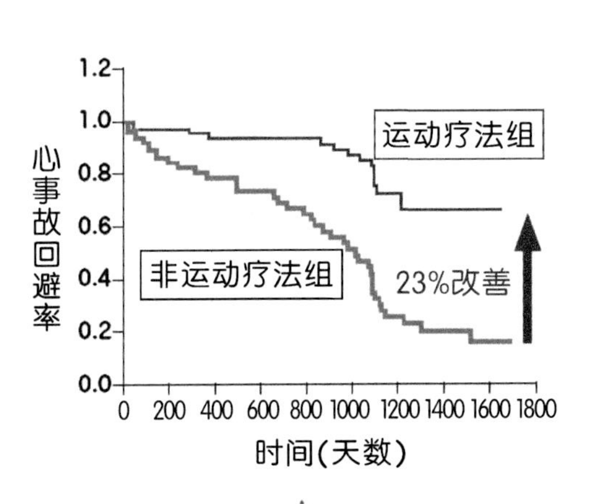

与非运动疗法组相比,持续 2 年、3 年以至更长期的运动疗法组心脏病引发的死亡率减少 23%,心力衰竭入院率减少 19%

和温疗法

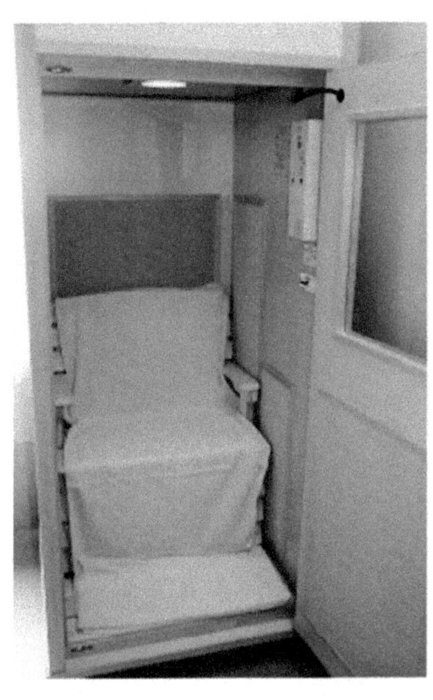

(Belardinelli R, et al. Circulation. 1999; 99:1173–1182)

- 以前,慢性心力衰竭的患者经常被要求保持绝对安静状态,但是近年来大家也逐渐认识到了安静卧床状态产生的不良后果。慢性心力衰竭患者进行适当的运动,可以改善心脏功能,减轻心力衰竭症状,减少住院次数,延长寿命。
- "和温疗法"是心力衰竭的一种新的治疗方法,它是利用一般的桑拿室,将桑拿温度降低到 60℃,使用干式远红外线桑拿,持续的治疗可使全身外周血管扩张,减轻心脏负荷。
- 和温疗法,也可适用于老年人和重度心力衰竭患者,同时也可以进行吸氧和输液治疗。

48 外周动脉疾病的康复治疗

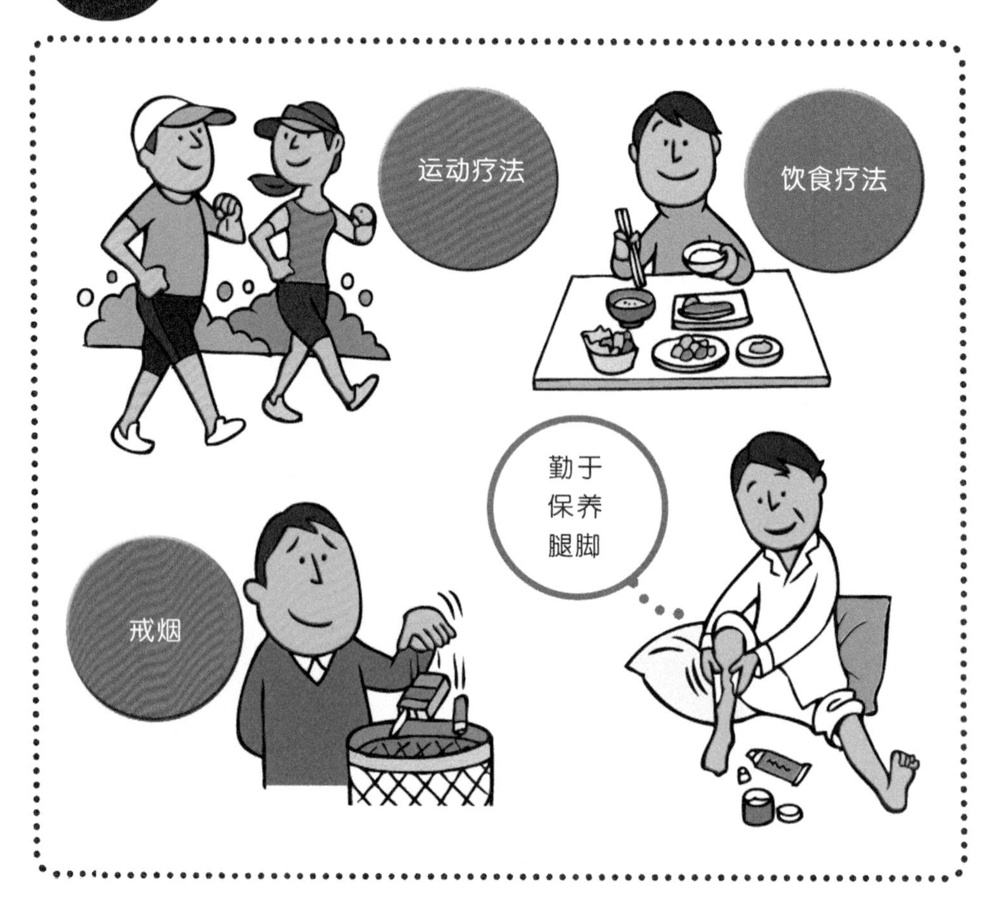

- 外周动脉疾病的主要病因是动脉硬化，是全身动脉硬化性血管疾病的代表。为了控制疾病进展以及防止并发症,实施以运动疗法为主的系统康复治疗,控制动脉硬化的危险因素是非常重要的。
- 外周动脉疾病的康复治疗就是“在专业人员监控下进行步行”。适当的步行可以促进侧支循环血管形成,改善血流。
- 外周动脉疾病患者的足部血液循环不好,皮肤变得脆弱,易受伤,而且伤口愈合困难,因此日常要注意足部的保护。每天观察足部是否有外伤,保持足部清洁也是非常重要的。

49 日本心脏康复学会

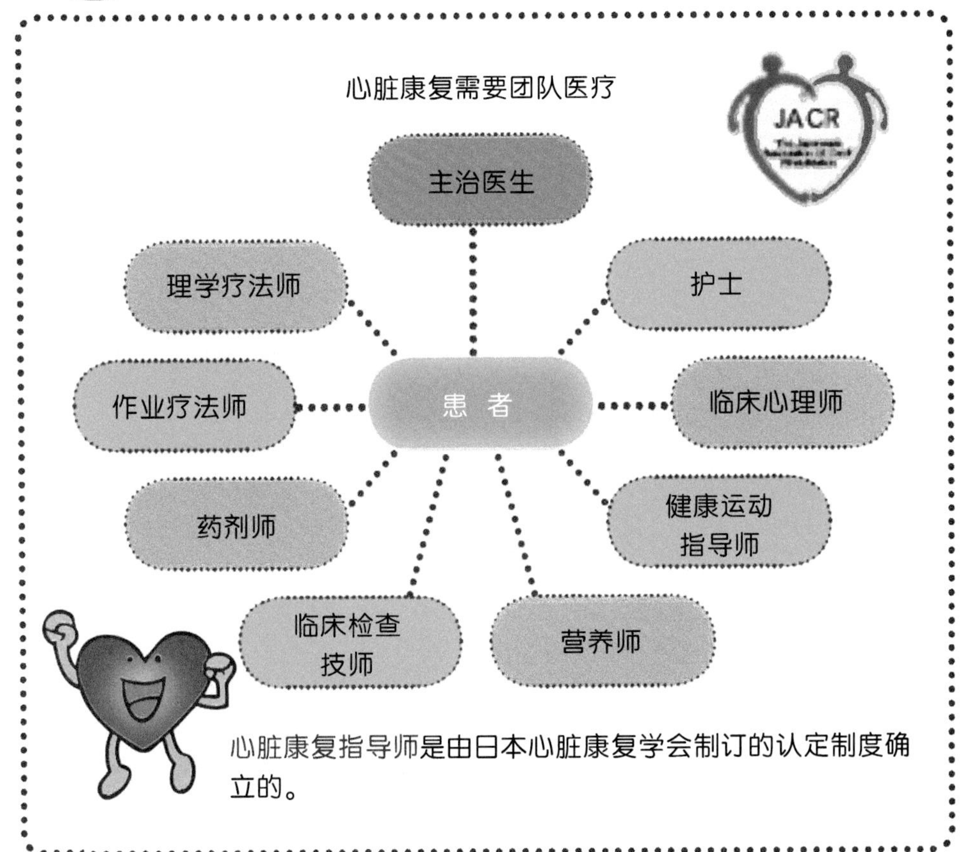

- “日本心脏康复学会”是 1995 年创立的，其主要职能是通过一些学术会议研讨心脏康复方面的主题，发表相关论文，发行心脏康复方面的杂志，进行心脏康复指导师资格的认定与更新，组织讲座等。
- 心脏康复应该是一种团队医疗模式，学会中不仅包含医生，还有护士、理学疗法师、作业疗法师、临床检查技师、营养师、临床心理师、健康运动指导师等一系列从事心脏康复的专业人员。
- 心脏康复指导师的认定制度是 2000 年制订的，此制度的确立旨在提高心脏康复工作人员的水平。目前，许多心脏康复指导师活跃在日本各地的医疗第一线。

4

运动疗法

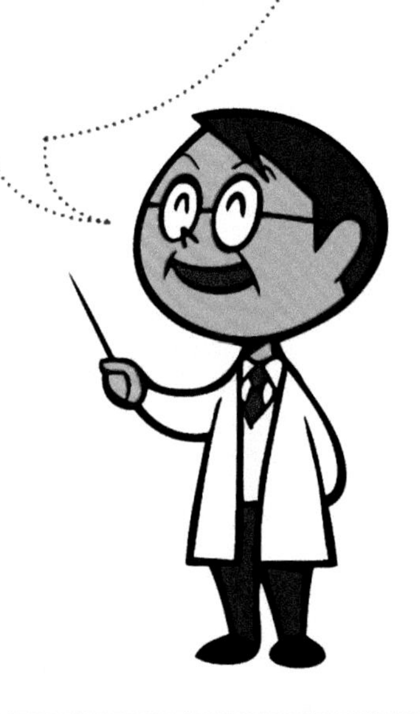

50 运动疗法有什么效果?

增强体力与
心肺功能
血压
改善动脉硬化的危险因素
缓解压力
改善生活质量(QOL)
减少住院率和
心源性死亡

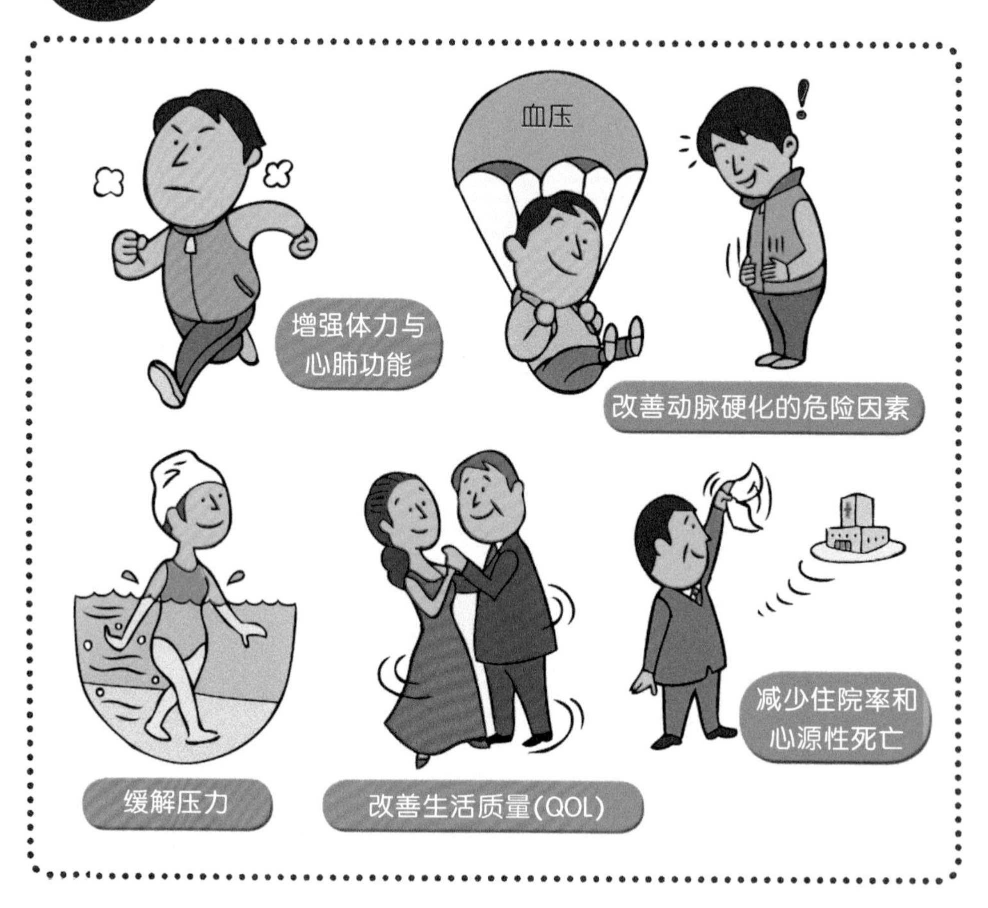

- 坚持适当的运动,可以提高心肺和肌肉功能,增强体力。
- 可以减少因心脏病引起的住院次数,也可以抑制心源性死亡。
- 改善高血压、高血糖、脂质代谢异常、肥胖等动脉硬化的危险因素。
- 提高副交感神经活性(进入放松状态),调整及改善身心状态,提高生活质量(QOL)。

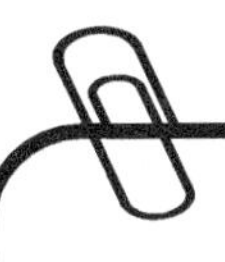

运动疗法对身体的益处

项　目	内　容
运动耐容能	增加最大摄氧量，增加无氧阈值
症状	升高心肌缺血的阈值，减少心绞痛的发作 同等劳力程度下心力衰竭症状减轻
呼吸	减少最大同等负荷强度下的换气量
心脏	减少最大同等负荷强度下心率和心输出量 抑制左心室重构和左心室收缩功能的恶化 改善左心室扩张功能和心肌代谢
冠状动脉	抑制冠状动脉狭窄的进展，改善心肌的灌流 改善冠状动脉内皮依存性和非依存性扩张反应
中枢循环	增大最大动静脉氧差
末梢循环	减少安静时与运动时的总末梢血管抵抗 改善末梢动脉血管内皮功能
炎症指标	减少 CRP、炎症性因子等
肌肉	增加线粒体数量，增加骨骼肌氧化酶活性 增加骨骼肌毛细血管密度 Ⅱ型肌纤维向Ⅰ型转变
冠心病危险因素	降低收缩期血压，增加 HDL-C 水平 降低甘油三酯，减少吸烟率
自律神经	降低交感神经活性，提高副交感神经活性 改善压力受体感受器的反射感受性
血液	减少血小板的凝聚 降低血液的凝固性
预后	减少冠状动脉性事件的发生率 降低心力衰竭加重的入院率 降低全因死亡率和心源性死亡率，改善预后

51 有氧运动和无氧运动

无氧运动
有氧运动
心脏康复,以有氧运动最为适合!

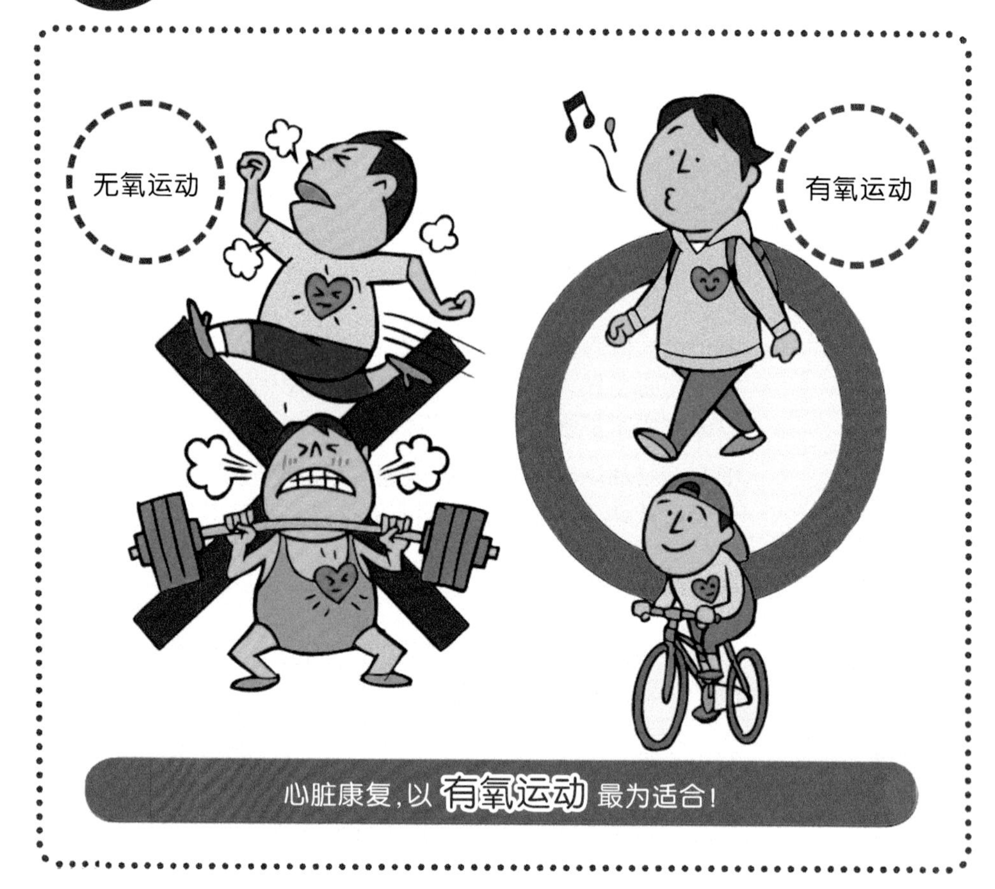

- 运动可分为“无氧运动”和“有氧运动”。
- 无氧运动,是指不利用氧气代谢产生能量供给的运动,短时间即可以锻炼肌肉力量。通常能量的主要来源是糖类物质。运动项目包括短距离快速跑和举重等需要瞬间爆发力的运动。
- 有氧运动,是指利用氧气代谢产生能量供给的运动。能量的主要来源是脂肪。运动项目包括慢走和骑自行车等。

▶▶▶ 关于适合心脏康复的运动项目请参见⇒ 55

适宜的运动强度

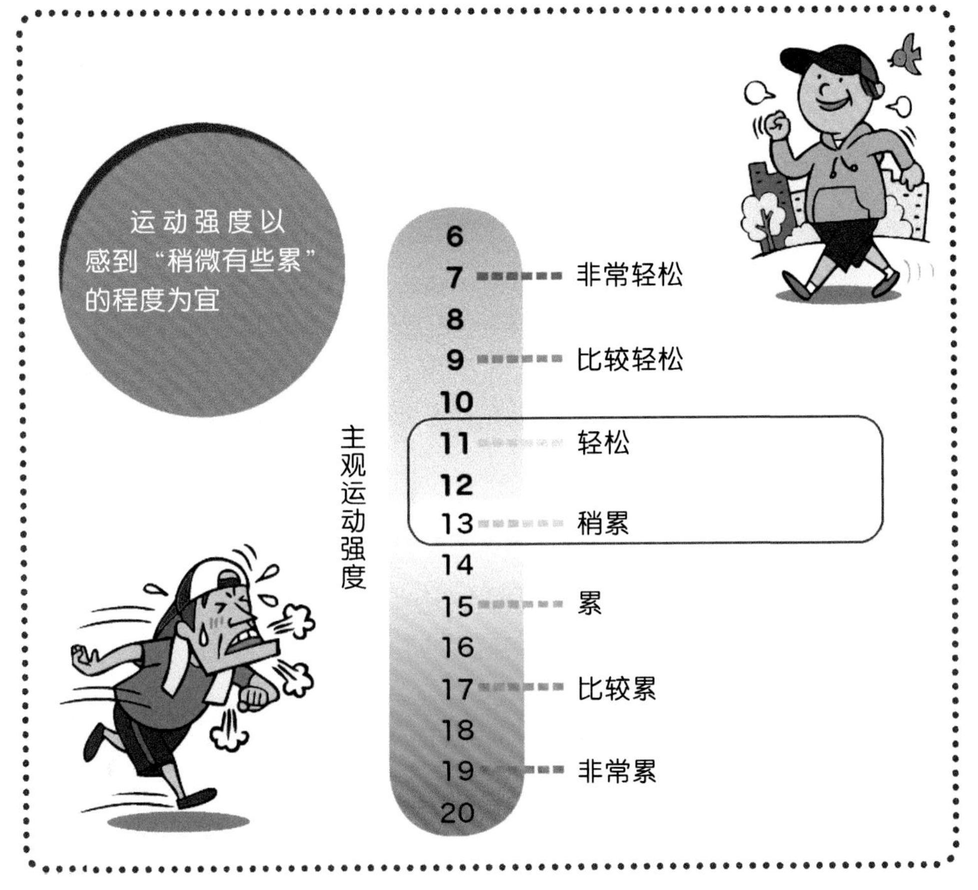

- 心脏康复中的运动，并不是运动强度越大效果越好。强度过大，会使肌肉中的疲劳物质（乳酸）释放到血液中，增加心脏负荷，不仅降低运动效果，而且容易受伤，非常危险。
- 适宜的运动强度，是指在运动中没有呼吸不畅，可以有少许的出汗，能和周围的人进行正常的语言交流的运动强度。如果出现呼吸急促或说话断断续续的情况，表明运动强度过大。
- Borg 指数，是指将患者自我感觉分为 6~20 级来评价的主观运动强度。Borg 指数在 11（轻松）~13（稍累）之间是适宜的运动强度。

53 通过测量脉搏掌握运动目标强度

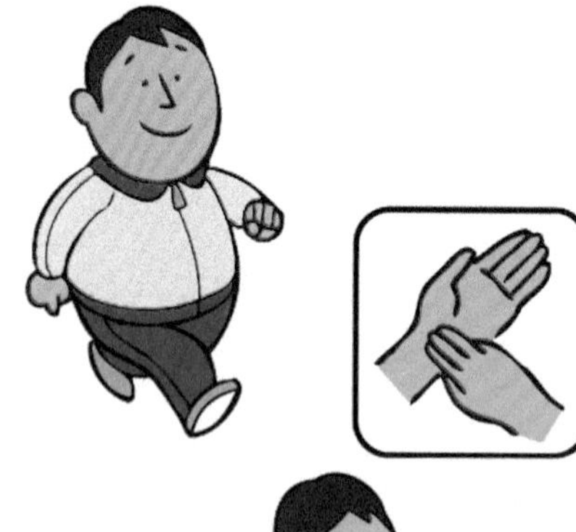

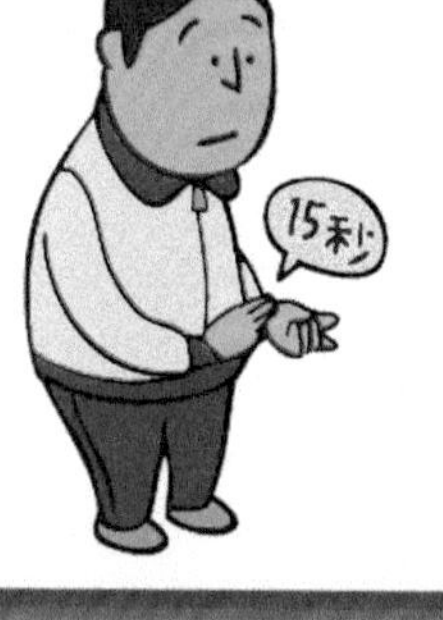

脉搏的测量方法

- 快步走或者运动开始后 10 分钟左右，马上测定 15 秒的脉搏数。
- 测定位置如图所示，手腕内侧的拇指根部，三指按压测定。

运动中的脉搏数推测(1 分钟)=(15 秒间的脉搏数)X4+10

- 最大心率(220−年龄)的 60%~70%左右的脉搏数是最适宜的运动强度。例如，某人 50 岁，他的适宜运动强度对应的脉搏数是：(220−50)X(0.6~0.7)=102~119 次/分钟。
- 脉搏数不仅可以确定运动强度是否适宜，而且可以掌握自身身体状况，所以每个人要自己认真地测量脉搏数。
- 服用的某些药物可能会影响脉搏数，因此患者要注意向自己的主治医生询问哪些药物会影响脉搏数。

54 运动多长时间比较好?

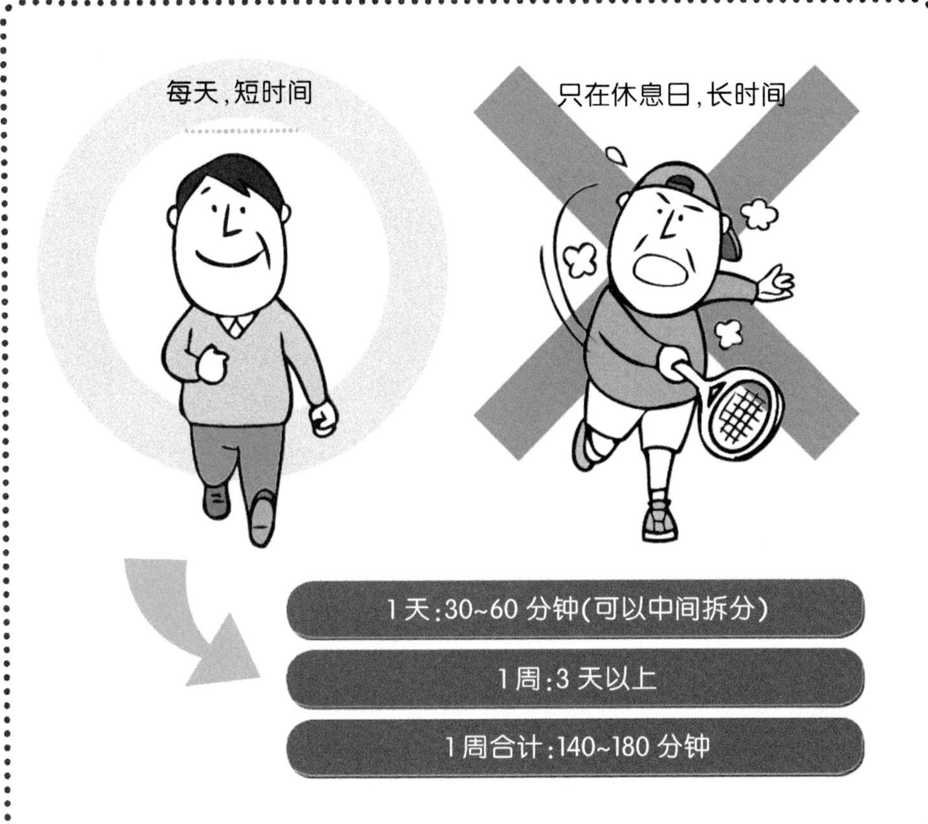

- 1 次运动的效果会因运动时间、方式及强度的不同而有所差异,但 1 次运动的效果一般可以持续 12~72 小时。获得持续性的运动效果是非常重要的,所以只在休息日进行长时间的运动并不能达到理想的效果。
- 对于缺乏运动和运动能力低下的人,很短时间的运动可能也会获得很好的效果,所以可以先从少量(每周 60 分钟左右)的运动开始,习惯了以后再逐渐增加时间。
- 如果每次运动不能保证较长时间,也可以进行多次相对短时间的零散运动。有研究证实,30 分钟的连续运动和 3 次 10 分钟的分次运动,其效果相同。

55 哪种运动项目较好？

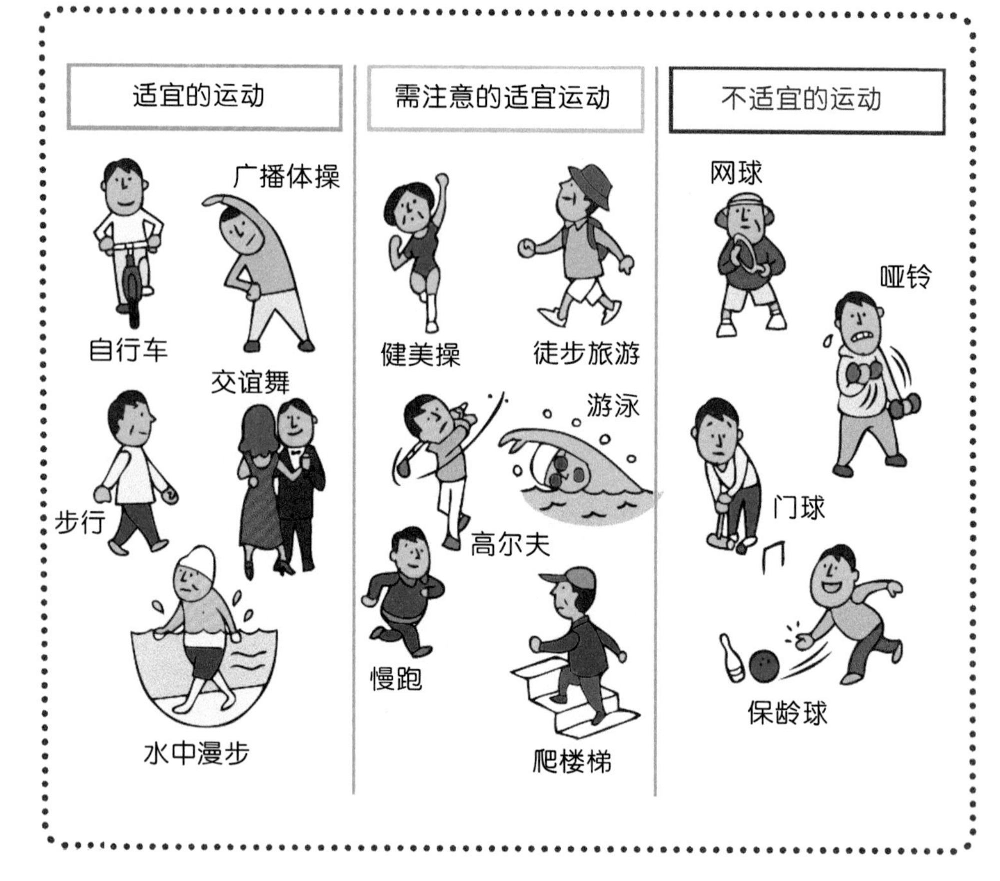

- 要选择不会对心脏产生较重负担的轻便运动。最好是可以连续运动 30 分钟的那种。
- 适宜的运动项目有步行、水中漫步、自行车、体操等。尽量避免诸如网球类的剧烈运动、计较胜负的运动以及需要憋气动作的运动等。
- 值得注意的是，慢跑、游泳、徒步旅游等运动，虽然对于健康人是有氧运动，但对于心脏病患者可能就会是强度较大的运动。

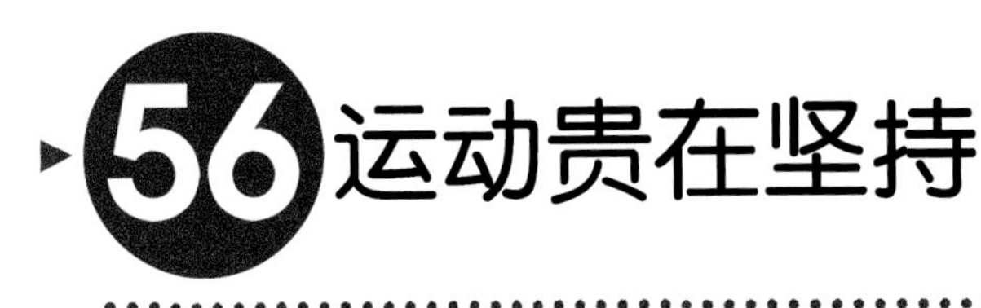

56 运动贵在坚持

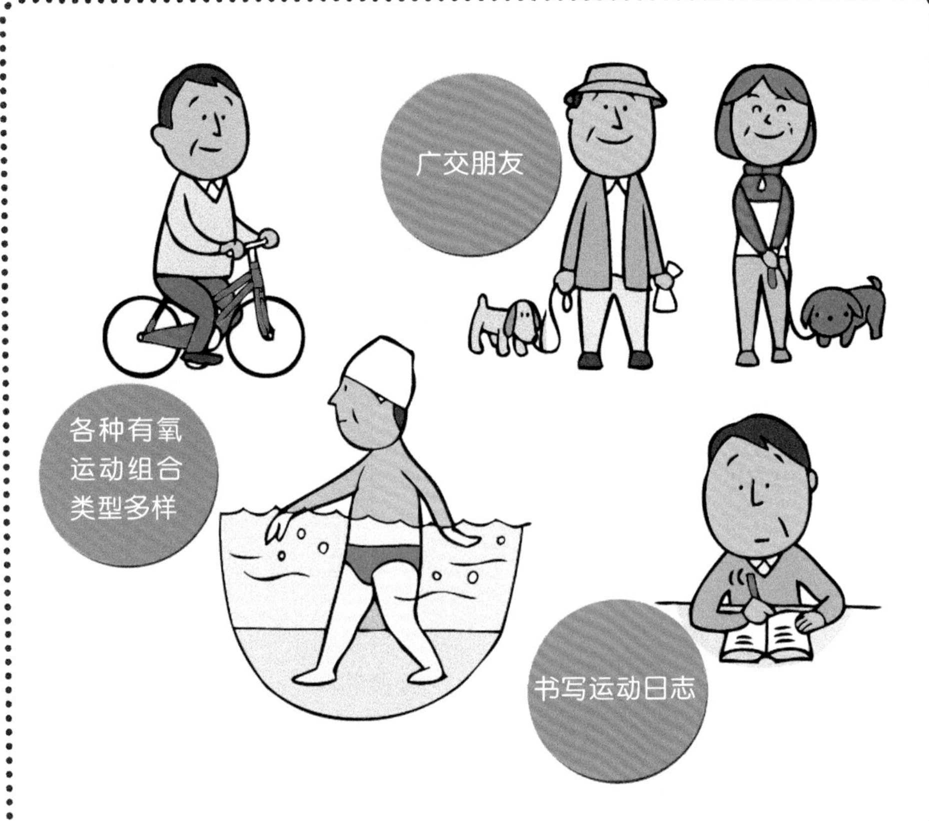

- 有氧运动有各种项目可以进行。以步行为基础，可以配合自行车慢行、慢跑、水中步行、爬楼梯、健美操等很多项目，可以在其中选择自己感兴趣的项目进行运动。
- 一个人单独运动如果没有坚强的意志是较难坚持下去的，但是如果能和朋友一起做可能会比较有乐趣，容易坚持。但是要避免和他人进行竞技运动。另外，还可以带着宠物狗散步，但是要注意不要迁就动物的运动能力。
- 还可以写运动日志（可以参照本书末尾的"日志表"），记录自己的身体及运动状况等情况，这样可能会促进坚持运动。

57 正确的步行姿势

步行运动的基本要领
正确
姿势
后背挺直，肩膀放松
小臂 90 度弯曲，
摆臂充分
步幅要大
不良姿势
• 手臂摆幅小
• 猫腰曲背
• 步幅小
• 头向下

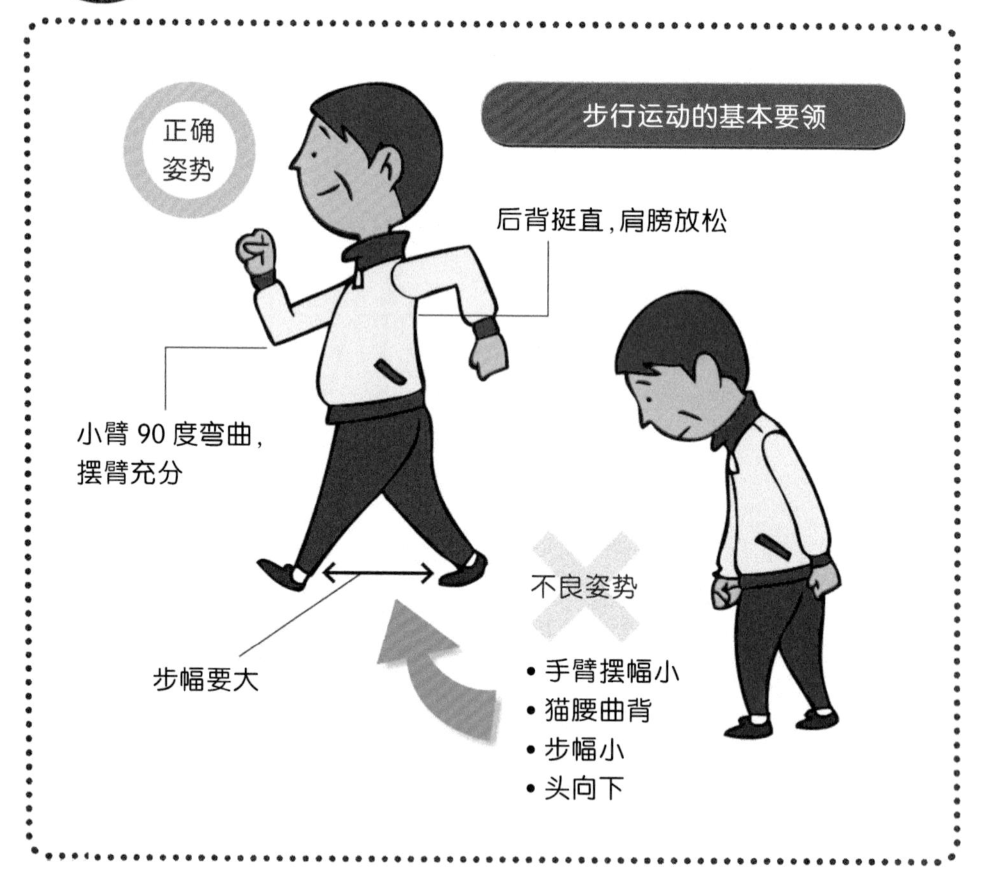

- 运动疗法的基本项目就是“步行”。掌握正确的步行姿势可以产生更好的运动效果。步行时要做到：挺直后背，肩膀放松，大幅度摆臂；要让脚后跟先着地，然后整个脚掌着地；用大腿根与胯部完成步行动作，步幅尽可能大。
- 运动强度以使身体轻微出汗的程度为宜。运动时间可以从 10 分钟左右开始，逐渐延长时间。
- 要选择易于行走的鞋子和衣服。为了预防受伤及意外事故，在做步行运动前后不要忘记做一些热身准备活动和放松整理活动。
- 可以佩戴计步器，以便记录行走步数和消耗热量，并将其写在运动日志里。

58 增加轻度的肌肉力量练习

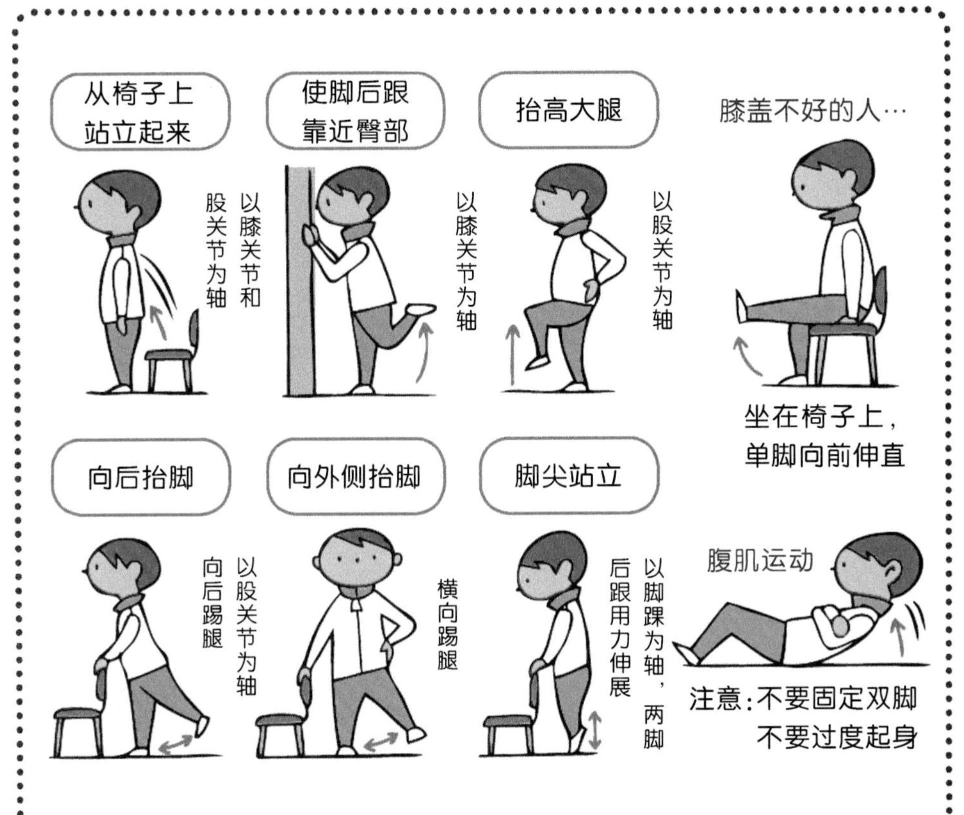

- 肌肉力量练习属于无氧运动，不太适用于心脏康复的运动疗法，但是轻度的肌肉力量练习，可以强化肌肉和骨骼，增加腰部力量，并且促进脂肪燃烧，不易变胖，有效改善糖和脂质代谢。
- 如果负荷过重将使血压上升，增加心脏负担，因此可以巧妙地利用自身体重，锻炼腿部和腹部等处的大块肌肉。
- 肌肉力量练习过程中，禁止憋气，要进行自然呼吸，而且不要过度用力，不要动作过快，要柔和缓慢地进行。

59 肌肉和关节的拉伸运动

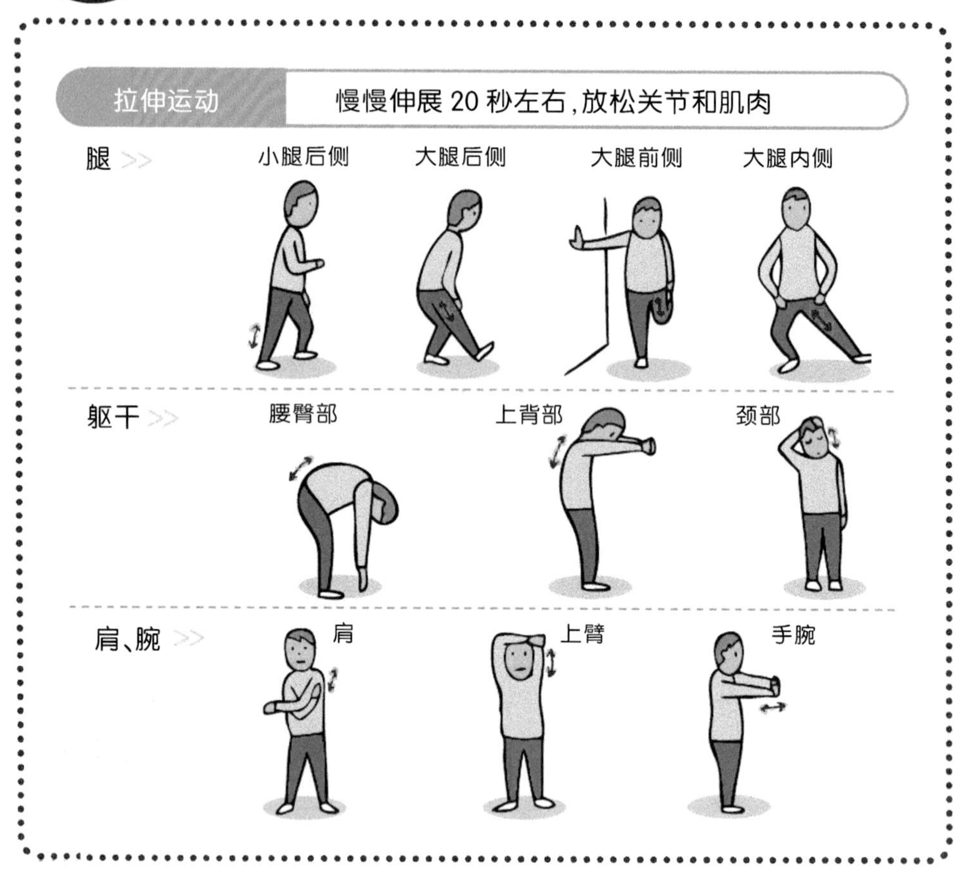

● 通过拉伸运动，可以使肌肉得到充分伸展，改善关节活动，还可以减少全身肌肉紧张度，提高身体柔韧度，防止运动中受伤。

● 拉伸运动可以选择在起床后、运动前、外出前、洗澡后等时段进行。此外，拉伸运动也可以作为运动前的热身准备活动和运动后的放松整理活动。

● 进行拉伸运动时要注意：①不要憋气，要自然呼吸；②不要做和关节生理活动相反的动作，而且动作要缓慢；③在不感觉疼痛的前提下进行适度的拉伸运动。

60 运动时的注意事项

热身准备活动与放松整理活动是必须的
注意补充水分
注意运动时间段的选择
注意天气、温度、湿度的变化
定期进行医学的身体检查

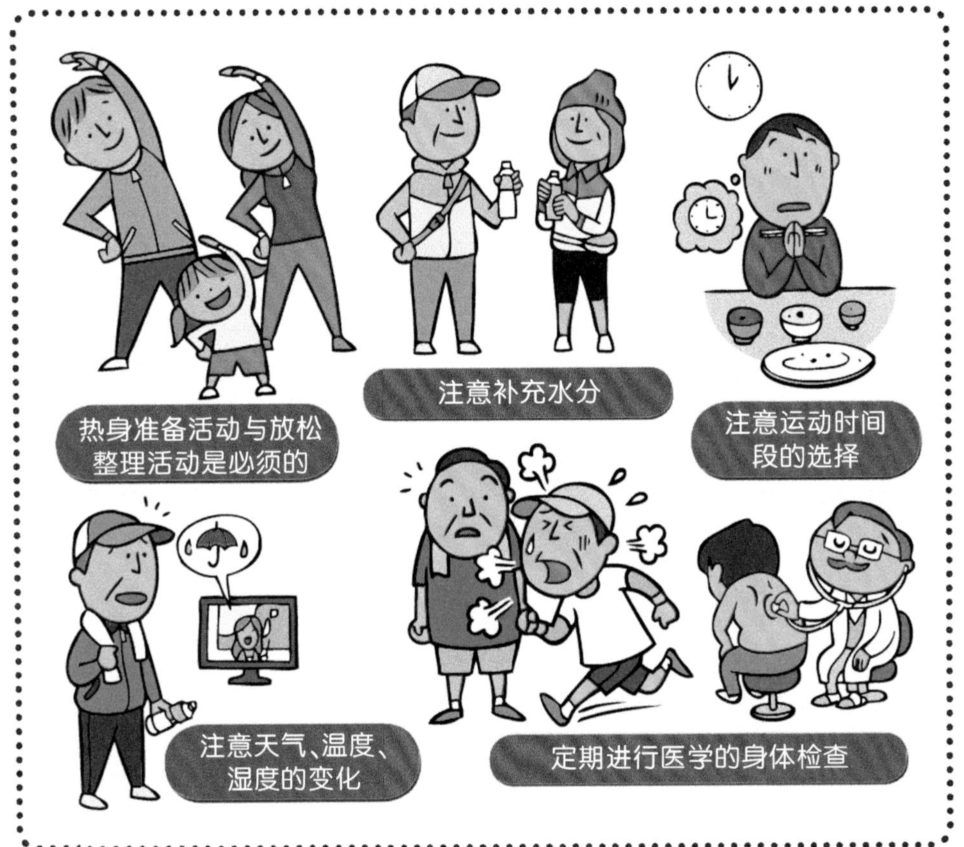

- 注意只在身体状况感觉良好的时间里进行运动，避免在身体状况不佳或睡眠不足的日子运动。注意不要过分勉强运动。特别是有运动习惯的人，要注意不要过度运动。
- 注意不要在起床后和饭后马上运动，最好在 1~2 小时后开始运动。
- 一旦脱水会使血液浓度增加，而且促使血栓形成，所以在运动的“之前、之中、之后”要注意补充水分。注意：不能以酒补充水分。
- 注意运动中的身体状况，如果出现呼吸困难、胸痛、头晕、眼花、浮肿等症状要立即中止运动，并要向自己的主治医生咨询。

61 日常生活中的身体活动

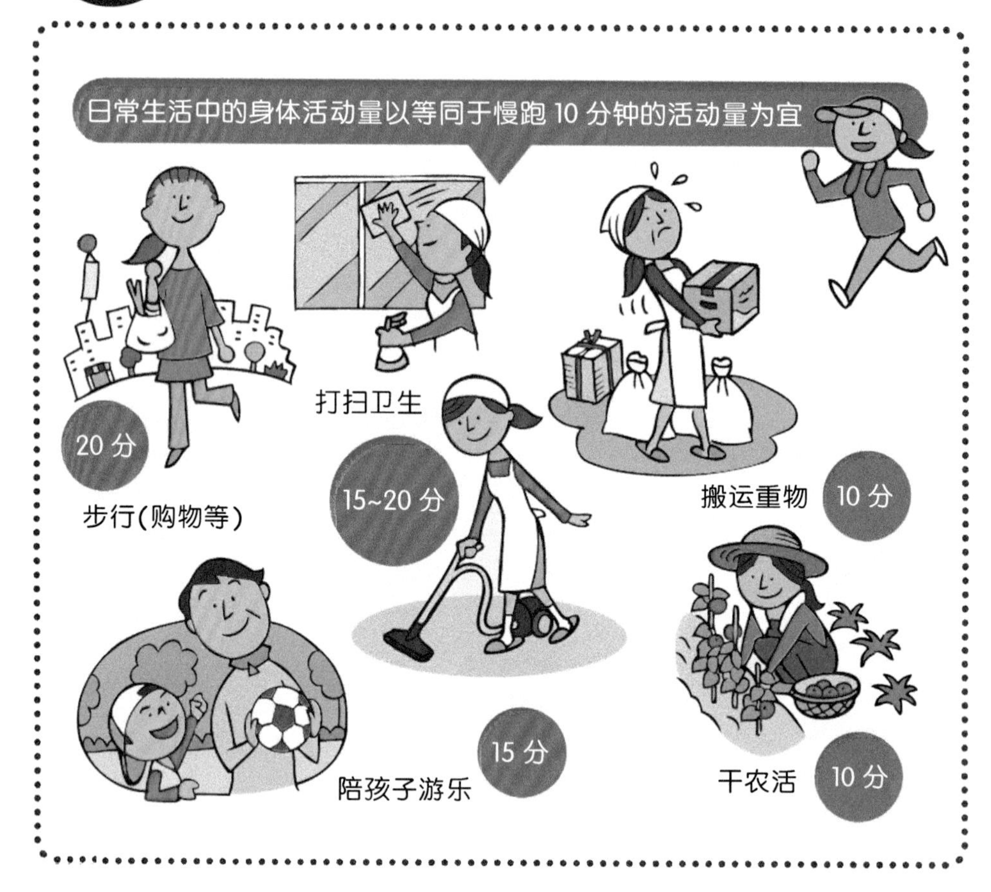

- 人们平日的购物、打扫房间、上下楼梯、上下班、兴趣爱好等日常生活活动都是很好的运动锻炼。在每天的日常生活中要有意识地进行身体运动，这是很重要的。
- MET 是运动强度的单位，以安静坐位的状态所消耗的氧气量为 1MET，几倍于这个状态消耗的热量代表运动强度。那么请确认一下您在日常生活中所从事的活动大概有几个 MET。

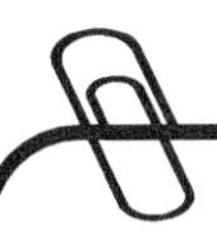

MET 表

MET	日常生活	兴趣爱好	运动	工作
1~2	吃饭，洗脸，缝纫，编织，开汽车	听广播，读书，看电视，纸牌，围棋，象棋	缓慢散步（1.6km/h）	文秘工作
2~3	站立乘车，做饭，洗小件衣物，擦地（用拖把）	打保龄球，养花，打高尔夫球（使用卡丁车）	平地步行（3.2km/h）（慢步上二楼）	门卫，管理员，乐器演奏
3~4	淋浴，擦窗户，炊事，铺床，背10kg行李徒步，跪着擦地	做广播体操，钓鱼，打羽毛球（非竞技），打高尔夫	略快步（4.8km/h）（常速上二楼）	机械组装，卡车运输，出租车，焊接作业
4~5	抱10kg行李徒步，扫地，性生活，泡澡，慢慢除草	陶艺，跳舞，乒乓球，网球，接球，高尔夫	快走（5.6km/h）	钳工，瓦工，贴壁纸，轻木匠工作
5~6	单手提10kg行李，步行下坡，用铁锹松土	溪流垂钓，滑冰	疾行（6.5km/h）	木匠，农活
6~7	掘土，扫雪	健美操，休闲滑雪（4km/h）		
7~8		游泳，登山，滑雪，健身有氧操	慢跑（8.0km/h）	
8~	连续爬10楼以上	跳绳，各种竞技运动		

5

饮食疗法

62 为什么要进行饮食疗法?

减肥与预防肥胖
Na
Na
Na
Na
Na
降低血压
改善糖和脂质代谢

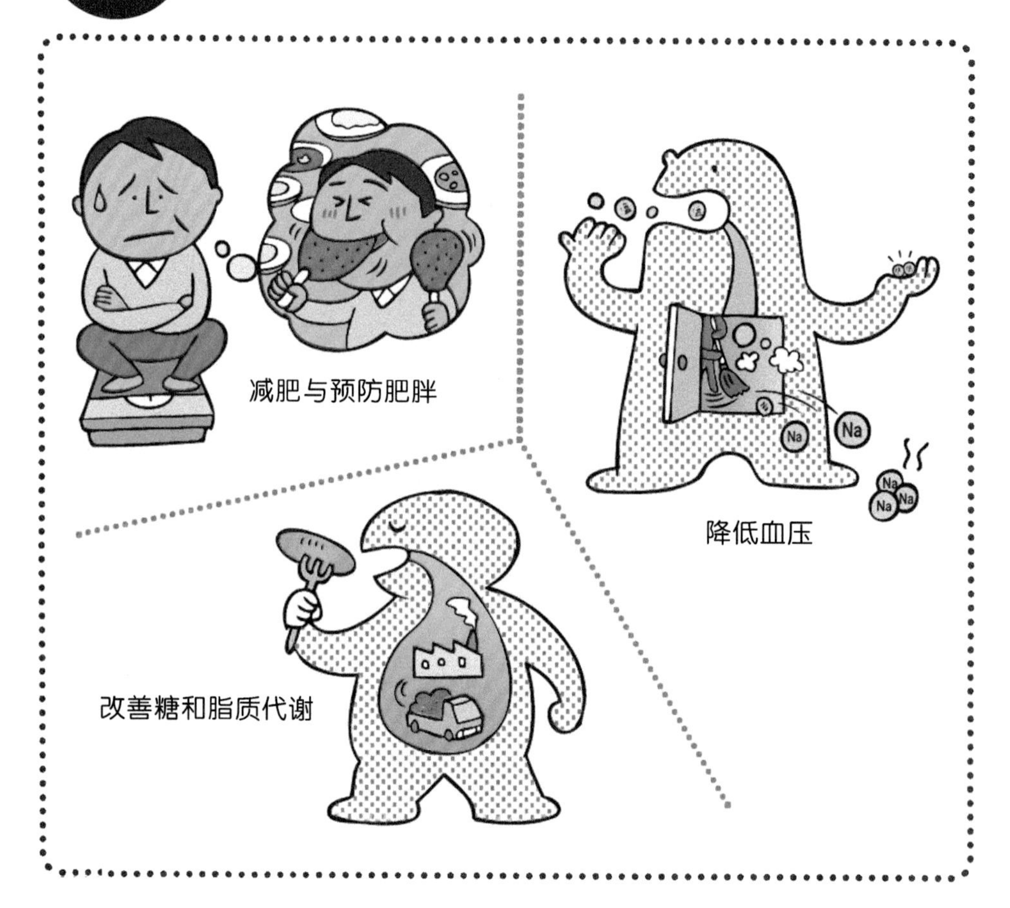

- 减少由于过量饮食而引起的热量过剩，可以控制肥胖。通过减肥可以使血压下降，还能调整血糖和血脂。
- 日本人每天摄入食盐 10~11 g。心脏病患者的每天摄入食盐的目标量是 6 g。减少食盐的摄入量或者增加盐分(钠)排出体外的能力，可以降低血压。
- 体内摄入的热量和需求消耗的热量保持平衡，防止过多地食用富含动物性脂肪和胆固醇的食物，防止胆固醇过量的摄入或体内过多的产生，多吃一些富含纤维的食物，可以使体内更易于排泄胆固醇，改善体内糖和脂质的代谢。

63 每日适当的热量摄入量是多少?

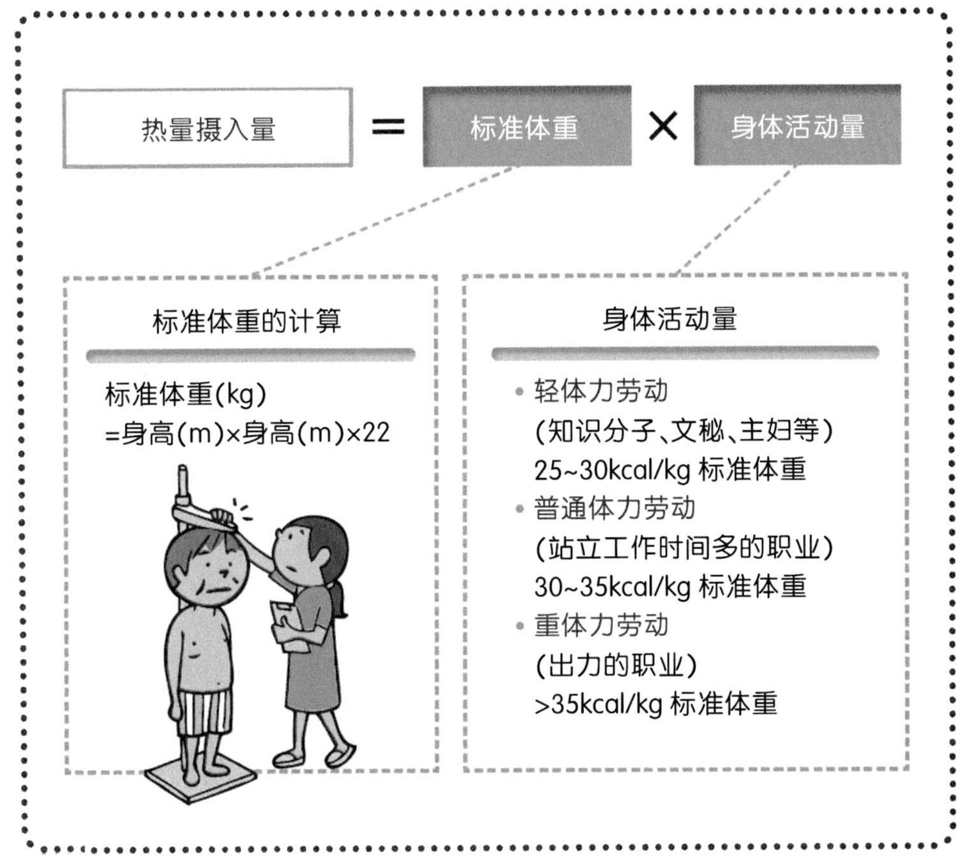

- 为了维持正常的体重,每日应摄入的热量称为“适当的热量”。热量过多会使体重增加;过少会使体重减轻。
- 每日适当的热量摄入量,可以用标准体重乘以身体活动量求得。确认你的适当的热量,维持标准体重是非常重要的事情。
- 肥胖的人,首先要将体重减到尽量接近标准体重。请每天测量体重,做好记录。但是,快速地减轻体重容易引起反弹,每个月减少体重 1~2 kg 最为适宜。

64 西方化的饮食习惯

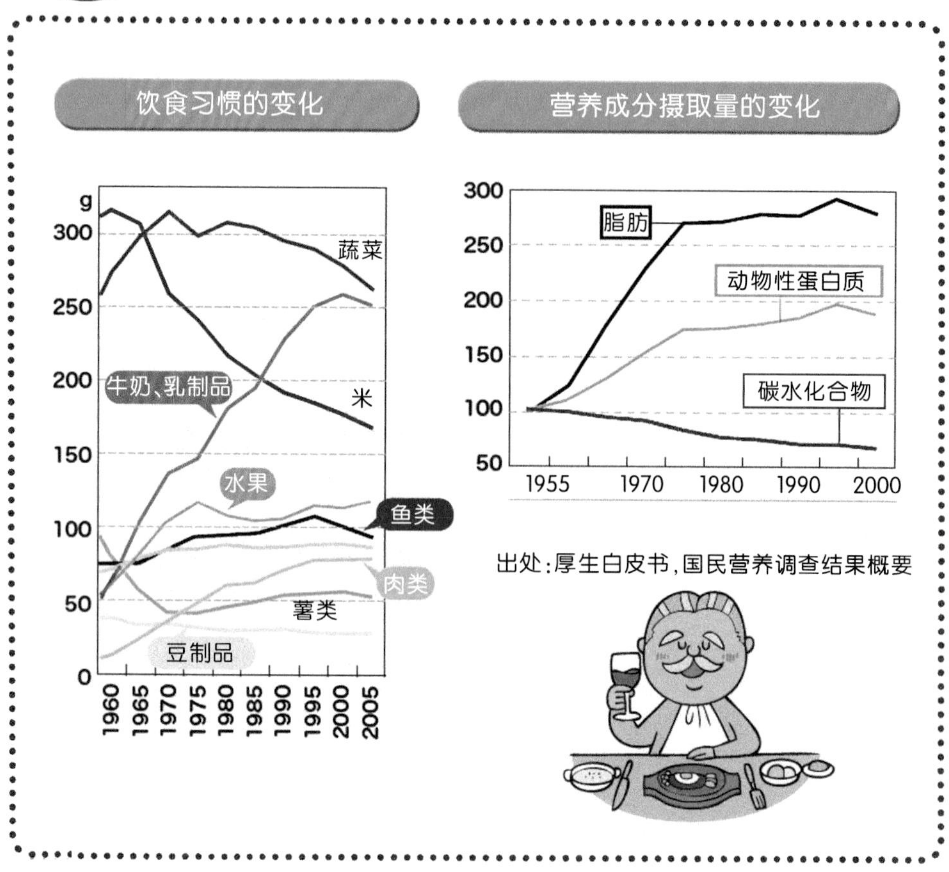

- 饮食疗法的重点不仅是控制总热量摄入,而且调整好碳水化合物(糖分)、蛋白质、脂肪的平衡摄入也同样重要。
- 20 世纪 70 年代,日本人的饮食生活处于一种膳食均衡的理想状态。但是近年来,随着日本人饮食习惯逐渐西方化,食物中脂质的摄入比例不断增加,并已超过摄取比例上限(总热量摄入的 25%)。而另一方面,以米饭为主的碳水化合物(糖分)的摄入比例在逐渐减少。
- 为了防治动脉硬化的进展,预防心脏病的发生,要特别注意不要摄入过量脂肪。

65 比例合理地摄入各种脂肪

饱和脂肪酸:单价不饱和脂肪酸:多价不饱和脂肪酸	=	3:4:3

饱和脂肪酸	单价不饱和脂肪酸	多价不饱和脂肪酸
• 肉中的脂肪(肥肉) • 猪脂肪(猪油) • 牛脂肪(牛油) • 椰子油 • 牛奶 • 奶酪 • 黄油	• 橄榄油 • 芝麻油	ω-6 系 • 红花籽油 • 葵花油 • 玉米油 • 棉籽油 • 米糠油等 ω-3 系 • 青鱼 • 大豆油 • 菜籽油 • 苏子油等

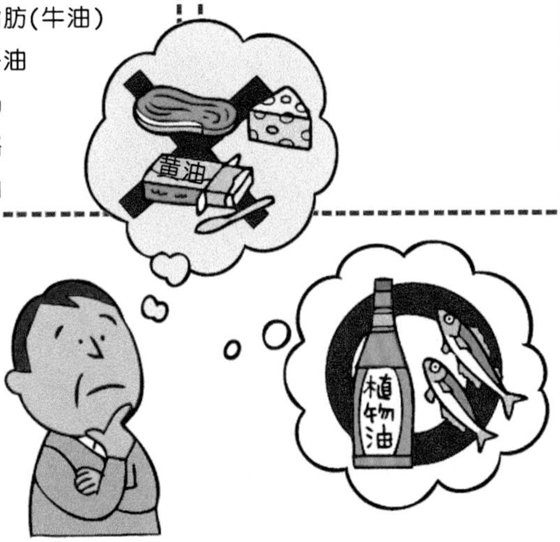

- 脂肪热量的摄入应占总热量摄入的 20%~25%。根据食物来源的不同,脂肪经消化后可分解成各种脂肪酸。为了预防动脉硬化,不能只注意脂肪的“数量”,还要注意脂肪的“质量”, 要比例合理地摄入各种脂肪,这是很重要的。
- 摄入过多饱和脂肪酸,可以增加胆固醇,身体容易发胖。注意不要过多地摄入富含饱和脂肪酸的肉类和乳制品。
- 多价不饱和脂肪酸具有降低血中胆固醇和甘油三酯的作用。我们可以经常食用一些富含多价不饱和脂肪酸的植物油和富含二十碳五烯酸、二十二碳六烯酸的青鱼等。

66 富含胆固醇的食物

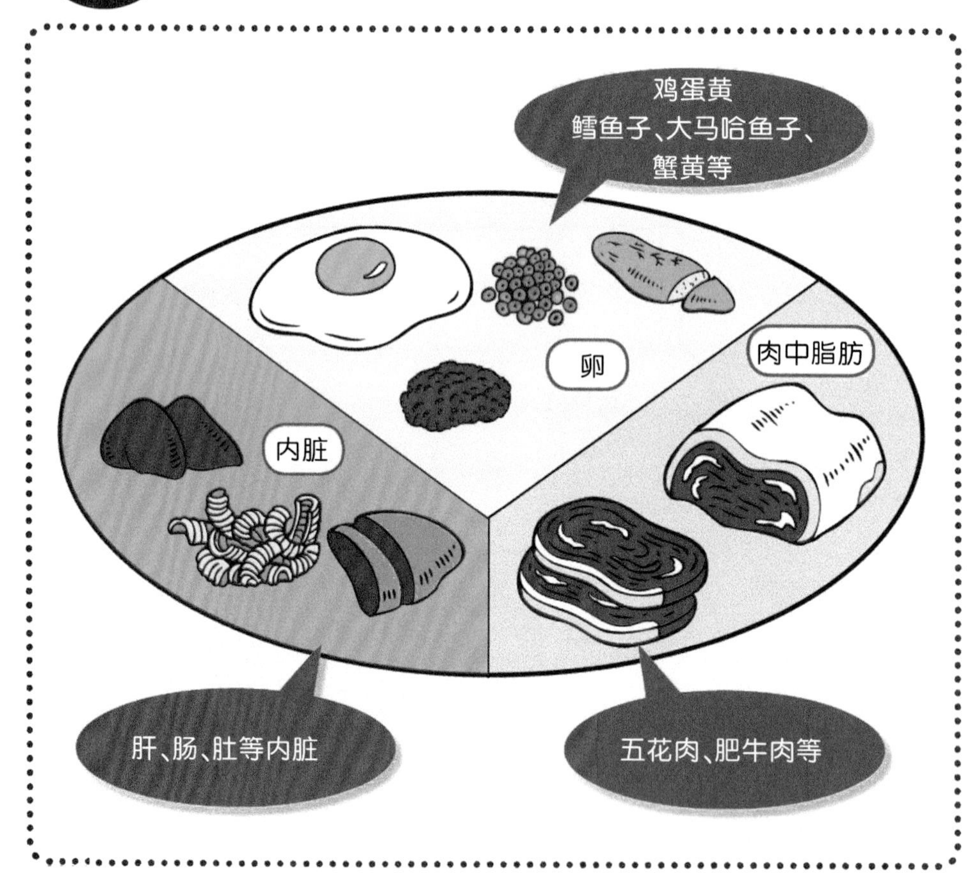

- 富含胆固醇的食物，包括动物性脂肪（猪肉、牛肉等）、禽蛋和卵类（鸡蛋、鱼卵等）、内脏类（肝脏、大肠等）、奶制品类（奶油、奶酪等）等。胆固醇高的人要注意不要过多食用富含胆固醇的食物。
- 食用的胆固醇在体内并非 100%转化为胆固醇。大部分体内所需胆固醇是在体内代谢产生，只有不足 20%需从食物中吸收补充。如果食物中过多摄入胆固醇，可能会部分抑制体内代谢产生胆固醇。过度地限制胆固醇的摄入量也没有任何的科学意义与依据，所以没有必要极端地采取控制饮食行为。

减盐的最好方法就是少吃盐分多的食物

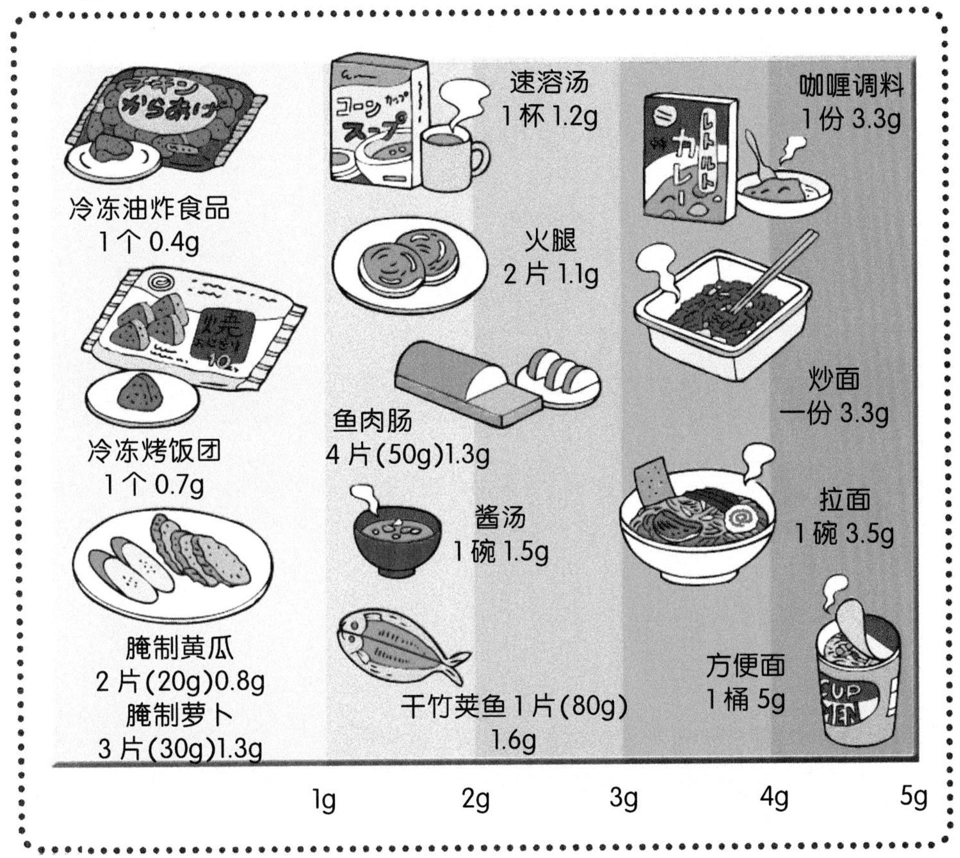

- 一些熟食品以及像火腿等被熏烤后腌制加工的食品,往往比我们口感的咸度要含有更多的盐分。腌制的咸菜类食物,特别是要经过多次腌制的食物,会含有非常多的盐分。
- 像大酱汤等汤类以及拉面、方便面等面类,每天要控制在 1 碗以内,尽量不要喝盐分过多的汤汁。
- 调味料里面也含有较多的盐分,例如:酱油(一大匙)含盐 2.7 g,固体羹汤膏(1 个)含盐 2.3 g。
- 最近,食品标签上盐分含量也有用钠含量表示的。其相当于盐分的量可以用下列公式计算,即:盐分含量(g)=钠含量(mg)X2.45÷1000。

68 控制盐摄入的技巧

盐 1/2
减盐酱
低盐
养成淡口味的习惯!
黑醋
热的食物要趁热食用
选用新鲜的食材
用低盐、减盐的调味剂
用甜味、酸味、辣味等进行调和
采用香美的气味

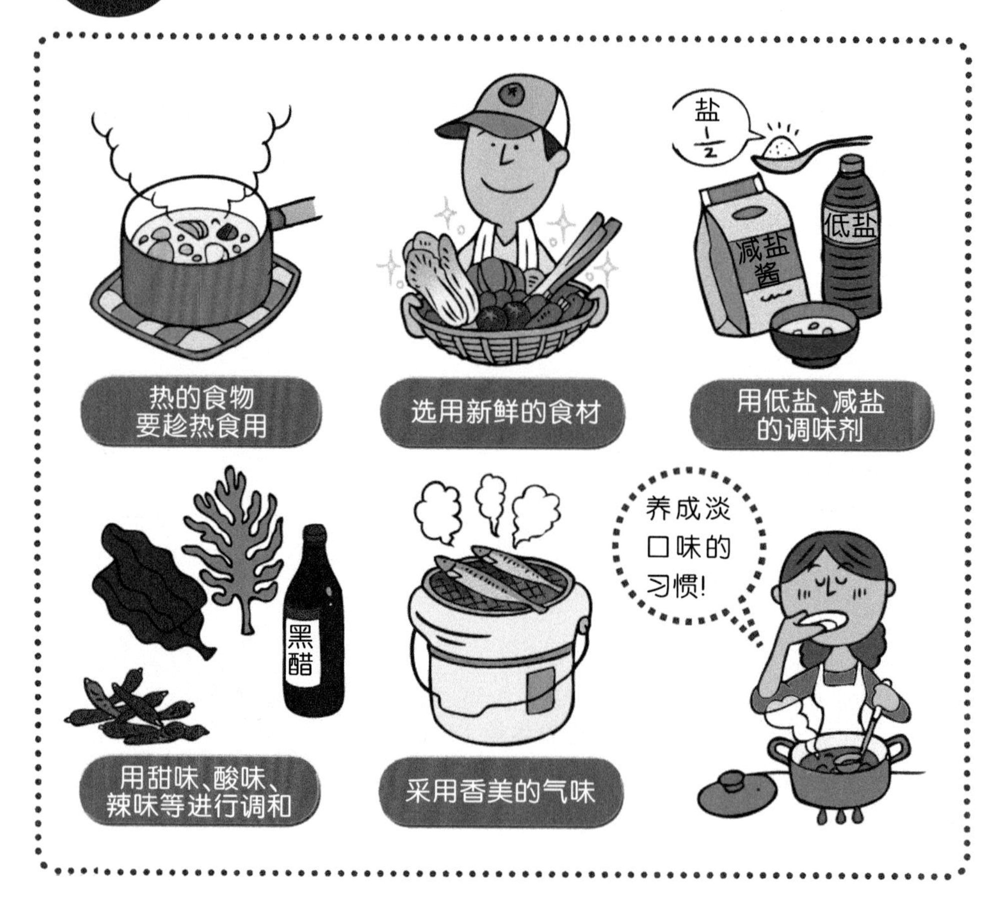

- 很多人觉得低盐食品口味不好，但是很多烹饪技巧可以使低盐食品变得盐分少又好吃。
- 新鲜的食品材料本身就有很好的味道，所以低盐稍微加工一下就会很好吃。特别是季节性新鲜食品材料，营养价值很高，可以尽量多吃。
- 选择含盐量少的调味品，蘸着调味料吃比洒调味料吃所食入的量会少一些。另外，可以选择辣味、酸味、香味、甜味等来进行料理，用这些口味替代咸味，改善口感。
- 即使低盐食品，如果过多食用也会造成盐分摄入过量，所以要特别注意这一点。

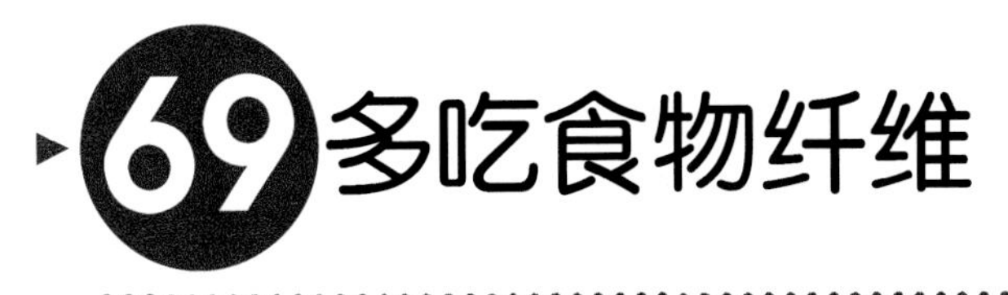

69 多吃食物纤维

富含食物纤维的食品

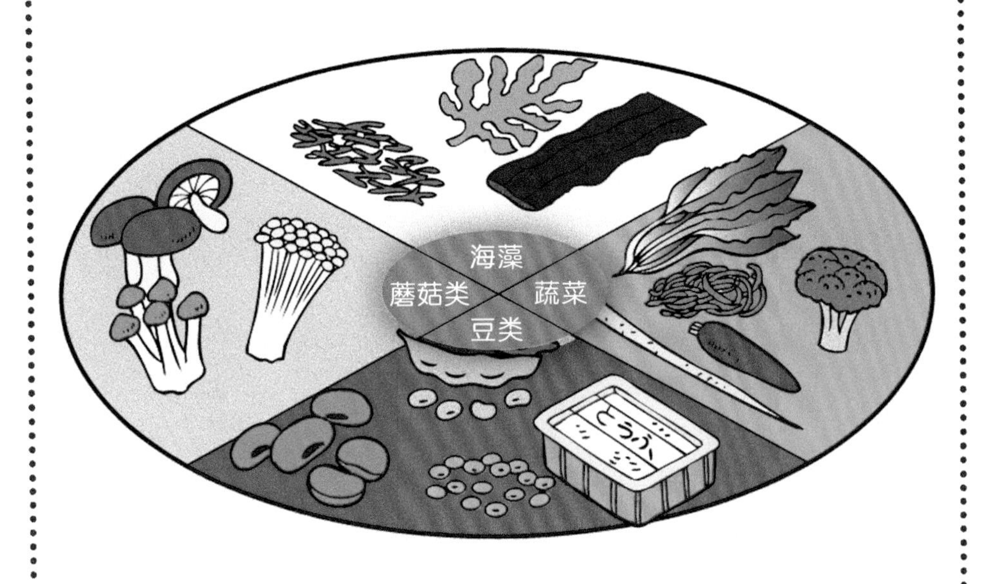

- 食物纤维，在肠内可以增加大便体积，吸附胆汁酸和胆固醇使之排出体外。此外，食物纤维可以在肠内抑制糖的吸收，从而降低肝脏内胆固醇和甘油三酯的合成。
- 食物纤维，是食物成分中无法被体内消化和吸收的部分，因此不会形成热量，而且食物纤维在胃中会吸收水分而膨胀，让你产生低热量的满腹感。
- 蔬菜中富含有钾，它可以使体内多余的钠排出体外，降低血压。而且，蔬菜中富含维生素。但是，血液中钾浓度过高可以引起心律不齐，因此心脏病、肾脏病、糖尿病的患者有时还需要控制钾的摄入量。

70 吃多少水果比较好?

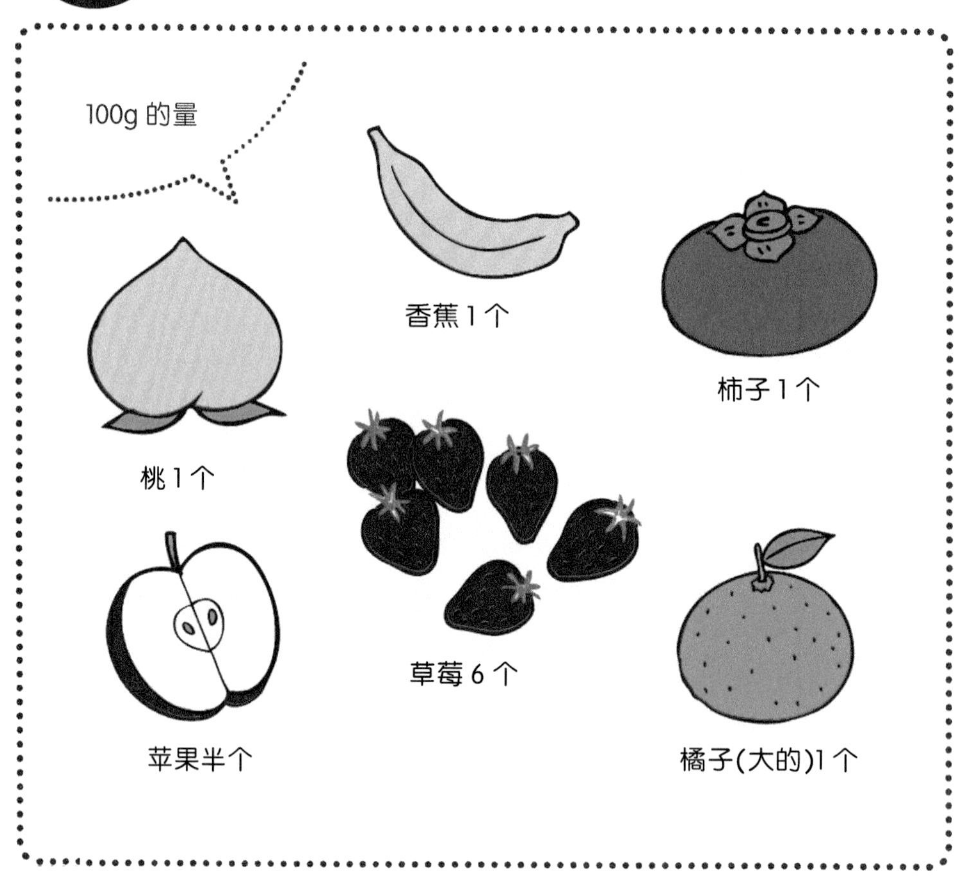

- 每日水果的最佳摄入量是 100~150 g。
- 水果和蔬菜一样,含有丰富的钾,它可以使体内多余的钠排出体外,降低血压。而且水果富含维生素和食物纤维,可以有效地调整身体状态。
- 水果中含有易于体内吸收的一种糖分"果糖"。但是,血液中钾浓度过高可以引起心律不齐,因此心脏病、肾脏病、糖尿病的患者有时还需要控制钾和热量的摄入量,注意不要摄取过量。

71 在外面吃饭要注意菜品的选择

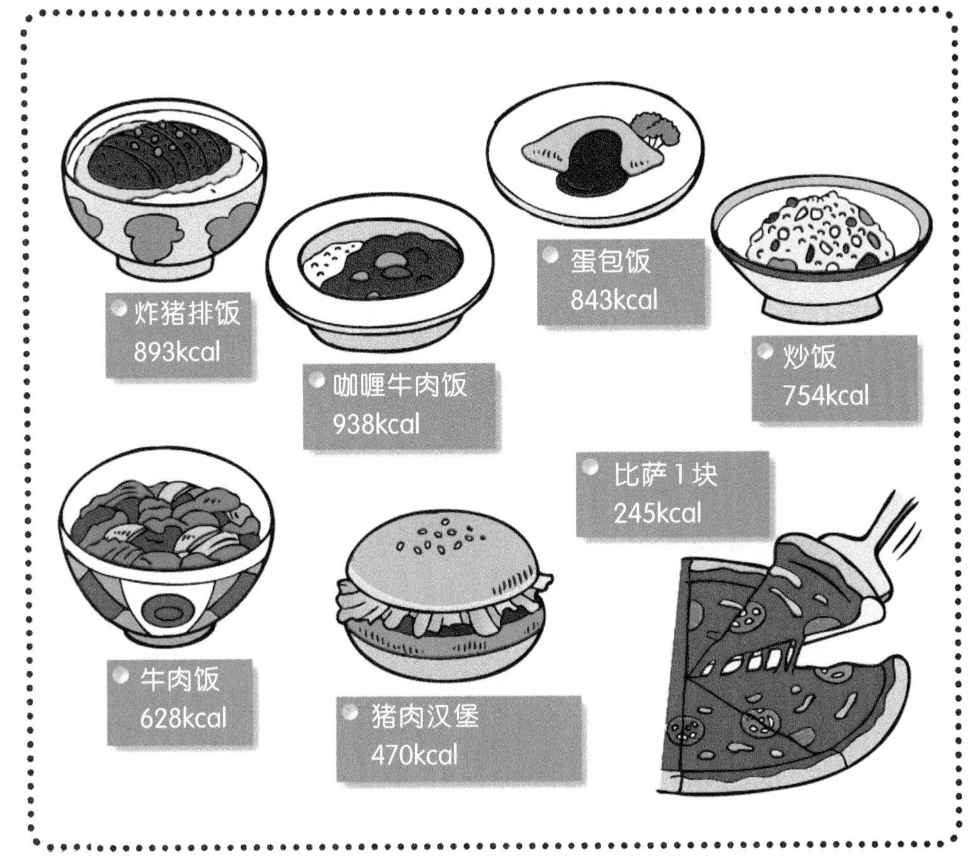

- 在外面就餐，会有很多高热量、高脂肪的菜品。而且，为了味道好吃，很多饭店做菜经常会口味偏重，盐分比较多。
- 特别是在外面吃饭，盖浇饭、拉面类等快餐，盐分较多，而且糖分（碳水化合物）占的比例大。
- 要尽量减少在外面吃饭的次数。在外就餐的时候，尽量选择低盐菜品，少放调味料，少吃腌制菜，注意营养均衡，减少热量和盐分的摄入。

72 不要过多食用甜品

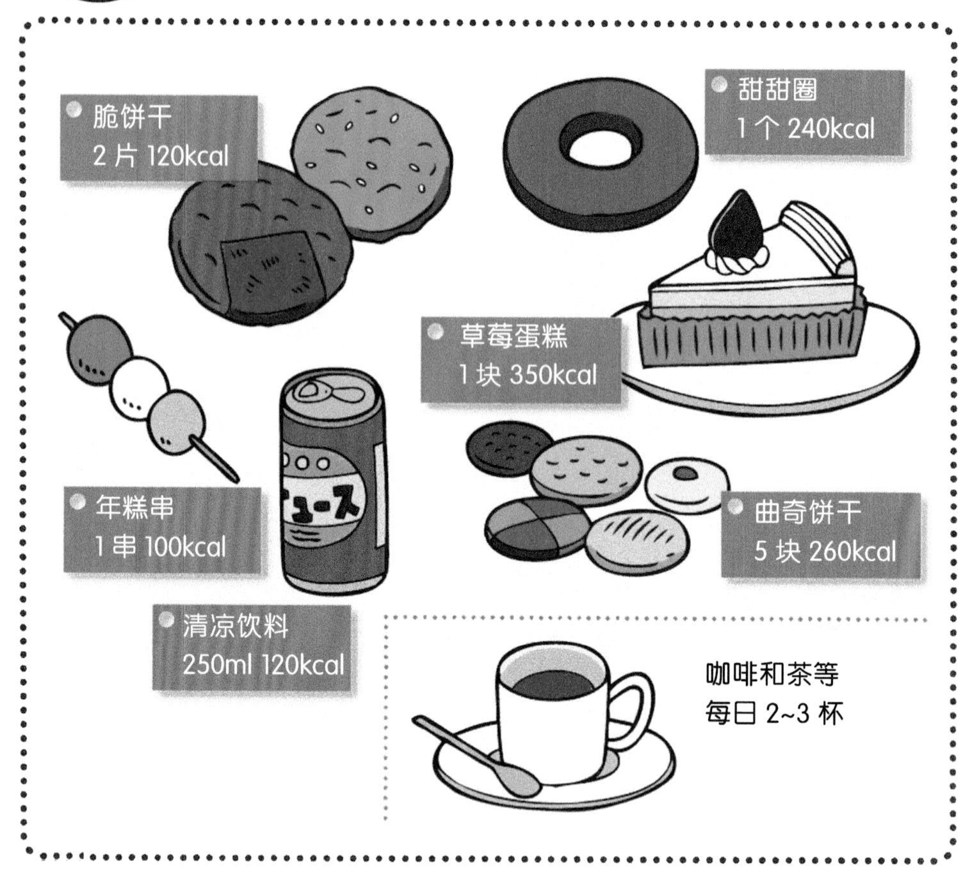

- 点心和甜食含有较多的糖分和脂肪，所以并不是太好的食物，可以少量食用，但尽量选择油脂少、热量低的，而且要注意食用的频率和量。
- 西式糕点和日式糕点相比，西式糕点含油脂多，热量也高，所以建议食用日式糕点为宜。
- 适量地饮用咖啡、茶类等饮料可以使身心放松，但是这些饮料中含有的咖啡因可以使心脏兴奋，所以要注意适度饮用。可以尝试不含咖啡因的咖啡。另外，要注意控制砂糖和牛奶等配料的放入量。

73 适量饮酒

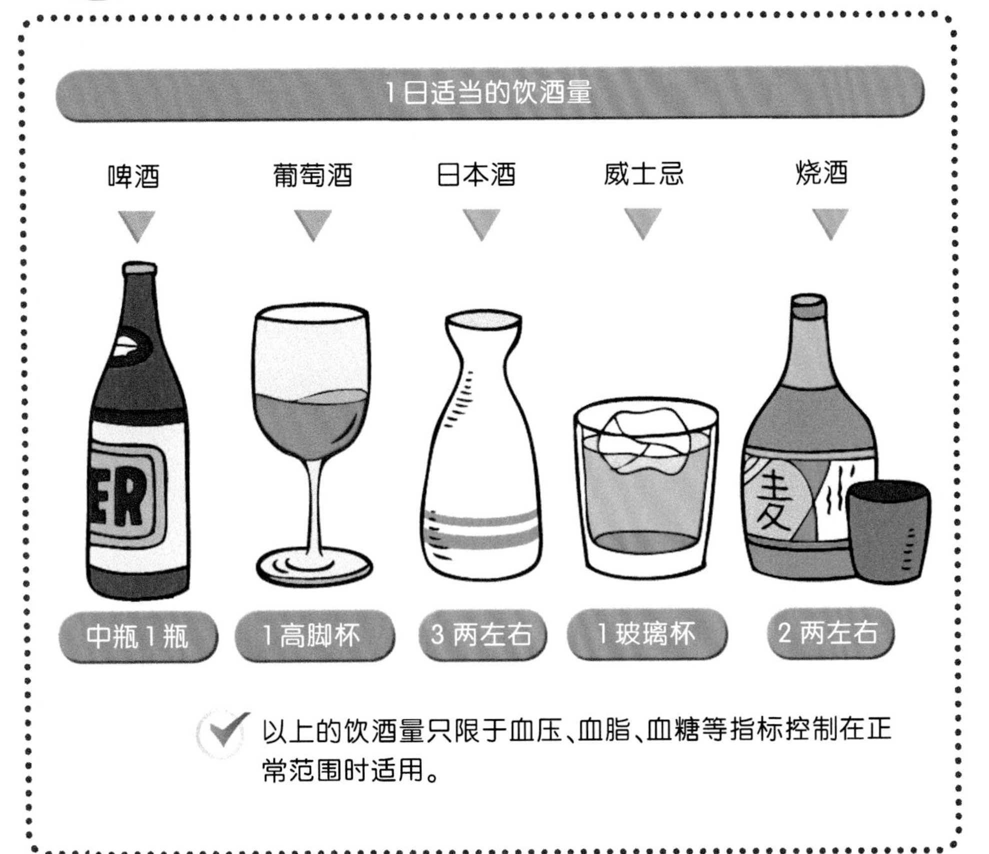

- 少量饮酒，可以改善血流，增加 HDL 胆固醇，使全身得到放松。
- 持续大量饮酒，将产生血压上升、肝功能损害、肥胖、睡眠障碍等各种不良情况。要维持适量的饮酒，每周要有 1~2 天不要饮酒，以便让肝脏休息。如果不能做到适量饮酒，可以劝说其禁酒。

6

日常生活指导

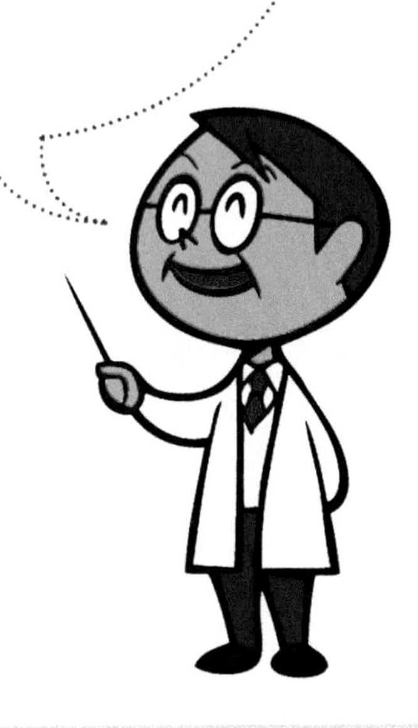

74 在日常生活中尽量减少心脏负担

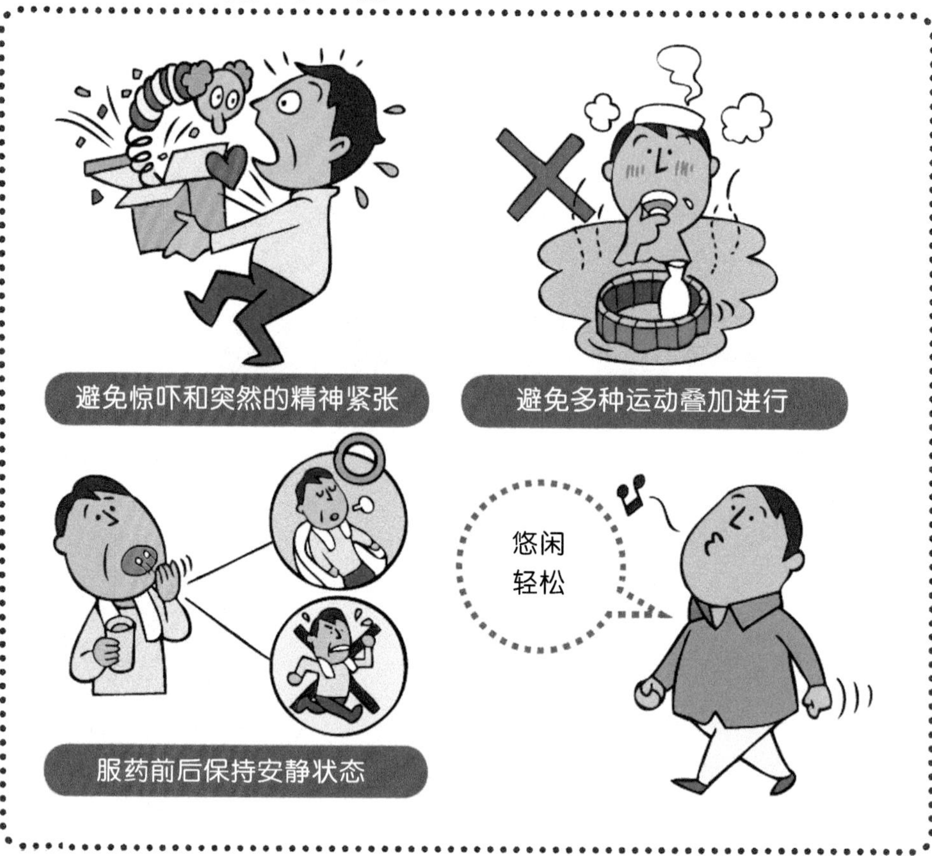

- 急剧的变化和压力将会增加心脏的负担。因此,所有的行为动作要在宽松的状态下量力而行。
- 吃饭、饮酒、运动、洗澡等行为动作都会增加心脏负担。“饱餐后的运动”、“饮酒后的洗澡”等双重增加心脏负担的行为,更易引起心脏病的发作,因此,尽量注意在一个行为动作完成后休息 30 分钟以上,再进行另一个行为动作。
- 在服药前后其药物效果不十分明显,容易引起心脏病的发作,要特别注意这一点。因此服药前后 1~2 小时要尽量保持安静。

75 注意自己的身体状况

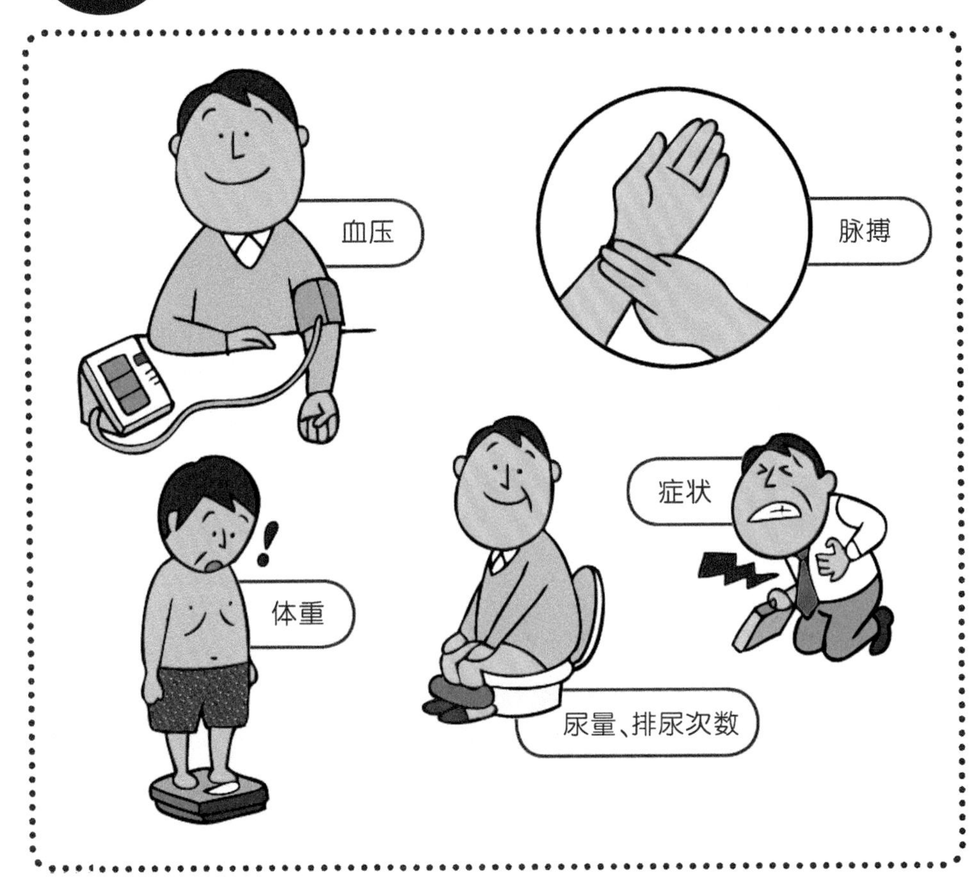

- 对于心脏病患者来说，管理好自己的身体状况是十分重要的。每天要养成测量血压、脉搏、体重的习惯。
- 对于心力衰竭患者，由于血液流通不畅，会使体内尿的产生出现困难，因此尿量和排尿次数会减少，体重会增加。
- 记录好每天可以做的事情和身体状态，并将记录的内容写在日志里，可以直观有效地观察和了解病情的细微变化。

▶▶▶ 血压的测量方法请参见⇒ 

，脉搏的测量方法请参见⇒ 53

76 起床时的注意事项

7:00
早起提前出门，
避免紧张匆忙
按时就寝，
按时起床
室内采光充足，
身体神清气爽
温水洗脸
起床后补充水分
慢慢吃早餐，
轻松排便

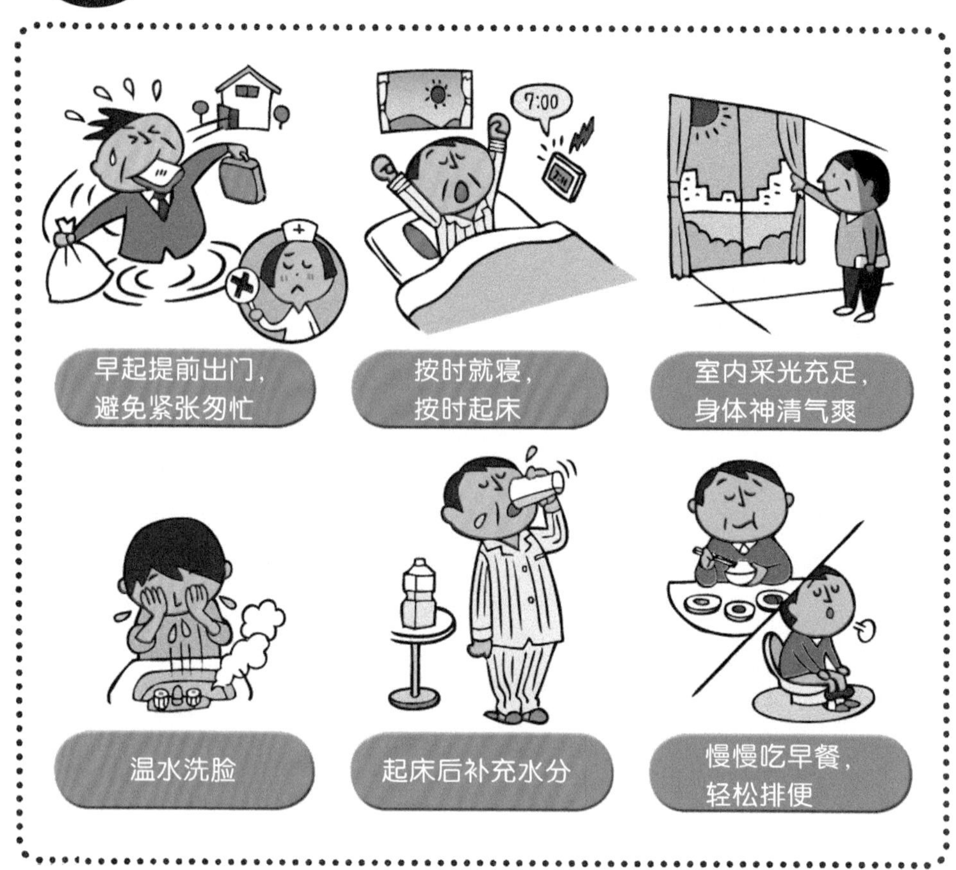

- 有研究报道指出，心肌梗死，在自律神经从副交感神经主导向交感神经主导转换时期(早晨的时间段)容易发作。因此，慌张匆忙的起床，会更容易引起心肌梗死发作的危险。
- 起床后身体处于脱水状态，血管会更容易出现栓塞。
- 养成早睡早起的好习惯，起床后在轻松、宽裕的时间里做事，开始新的一天。

▶▶▶关于自律神经请参见⇒90

保证良好的睡眠质量

15分
生活有规律
白天坚持锻炼
感觉睡眠不足时,白天闭目休息 15 分钟
到此为止
晚上 9 点以后,不要进食、饮酒
就寝前 1 小时完成沐浴
切勿熬夜

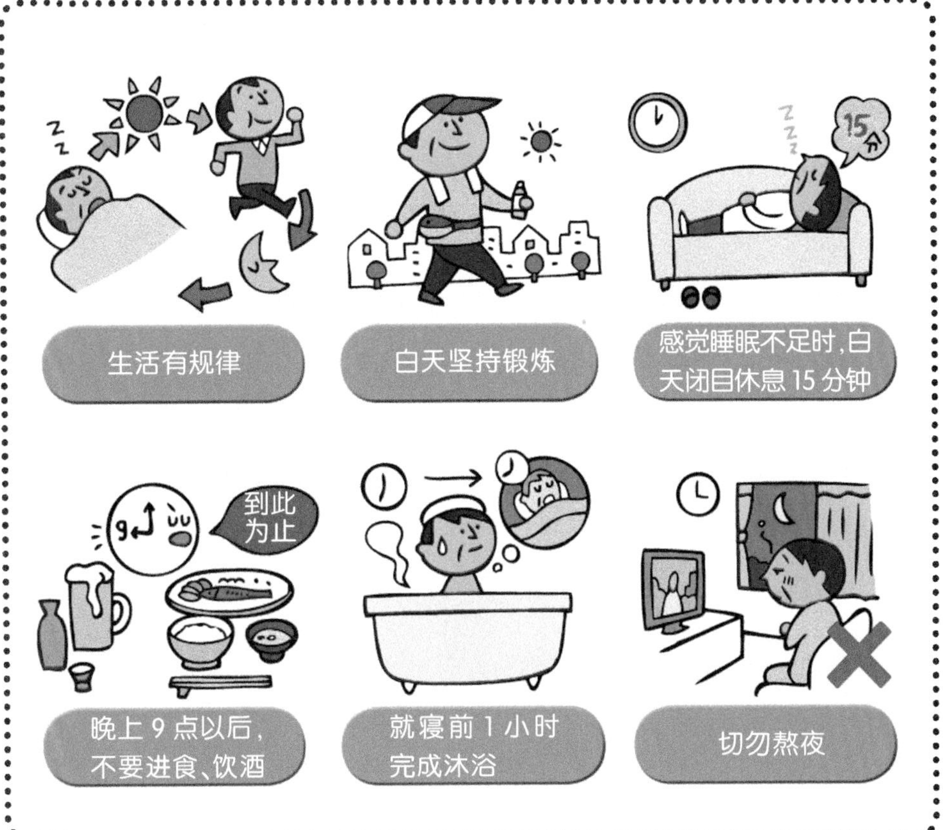

- 睡眠对于调整和保持身心的安定状态是非常重要的。睡眠不足,会使交感神经兴奋,血压和脉搏升高,增加心脏负担。
- 为了保证良好的睡眠质量,就要保证每天有规律的生活习惯,每天在同一时间睡觉、同一时间起床,积极进行身体运动等。
- 睡觉前 1~2 小时,调整室内灯光进入睡眠准备状态。减少睡觉前电视和电脑灯光的刺激。可以采取一些芳香疗法以及饮用一些药茶等,使自己身体进入放松状态。

78 如厕时的注意事项

避免用力排便
避免憋尿(大便)
预防便秘的对策
早起后喝水
或饮用牛奶
养成按时
排便习惯
常做腹部按摩
多摄入纤维素
含量多的蔬菜
PM
AM

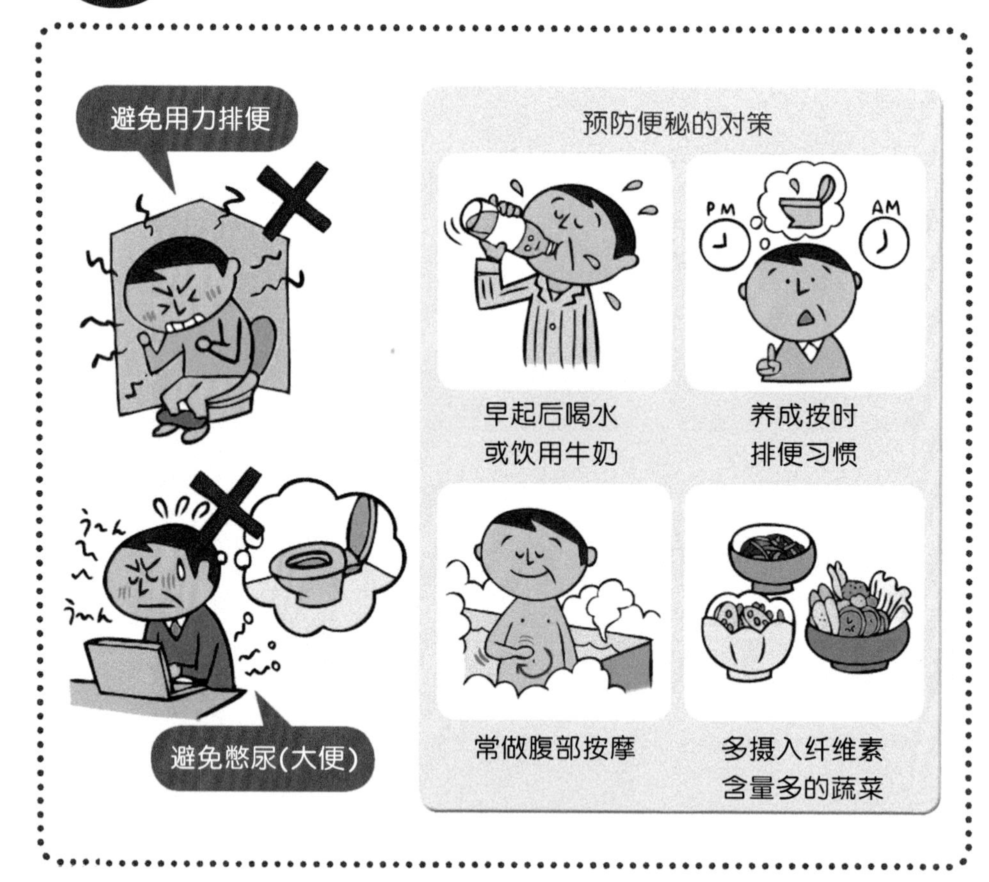

- 用力憋气排便，将使血压升高，增加心脏负担，诱发心脏病的发作。因此，平时要注意预防便秘，必要的时候可以和医生商量接受药物治疗。在排便中，不要憋气用力，用力的时候要进行呼气。
- 使用座便器比蹲便器更容易减轻心脏负担。
- 憋尿(大便)将加重心脏负担。
- 冬天厕所内的温度较低，温度的变化容易引起血压的变化而诱发心脏病，因此，冬季入厕时要注意环境温度，尽量减少厕所和室内的温度差。

79 洗澡时的注意事项

40℃
通常的桑拿浴，其温度设定较高，与盆浴的温度差很大，所以不要进行桑拿浴！

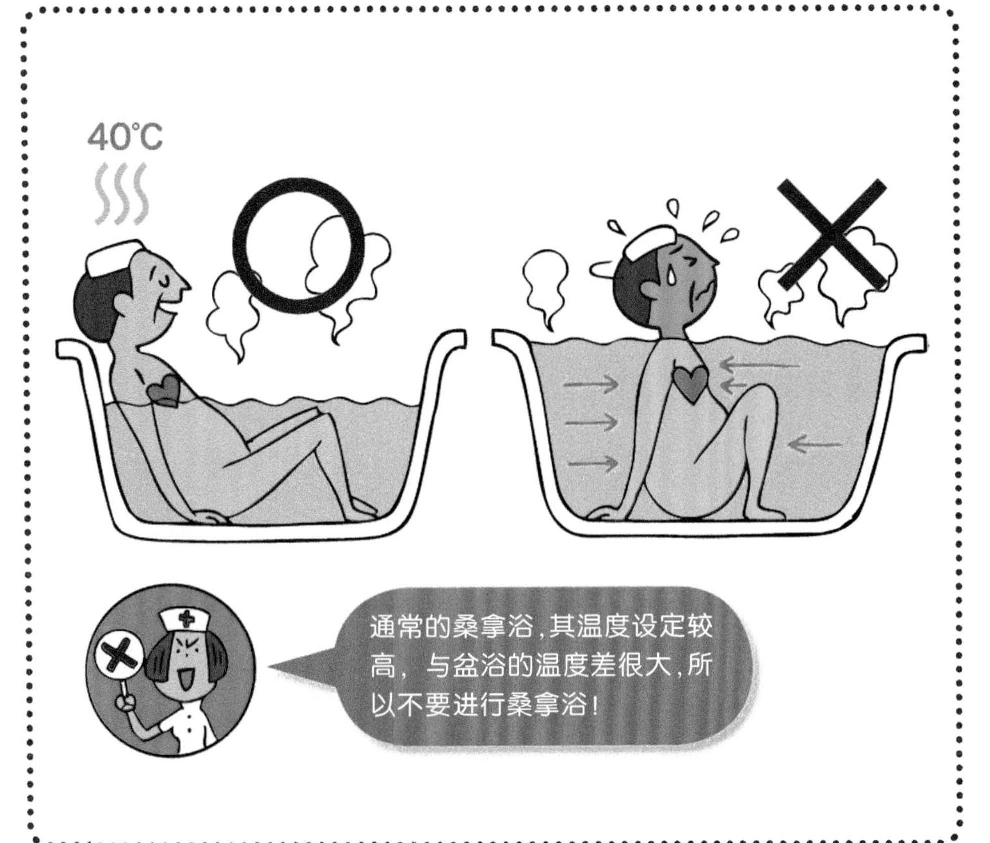

- 泡澡的时候，水温过高及水位超过胸口，都可以加重心脏负担。正确的做法是，用温水先泡一下下肢等身体远心部位，使身体适应水温后，再将全身心脏以下的部位泡入澡盆，可以减轻心脏负担。
- 最好要在吃饭前进行泡澡，泡澡前后还要注意补充水分。
- 泡澡中要注意洗澡水温度的变化，特别是冬天要注意保持浴室和更衣室的温度适宜。
- 为了防止意外的发生，尽量在家里有人的时候洗澡。

80 出门时的注意事项

拜托了！
宅 配
时间充裕
行动目的明确
重的行李要托运
勿忘携带药物
途中疲劳，及时休息
避免旅行团出游

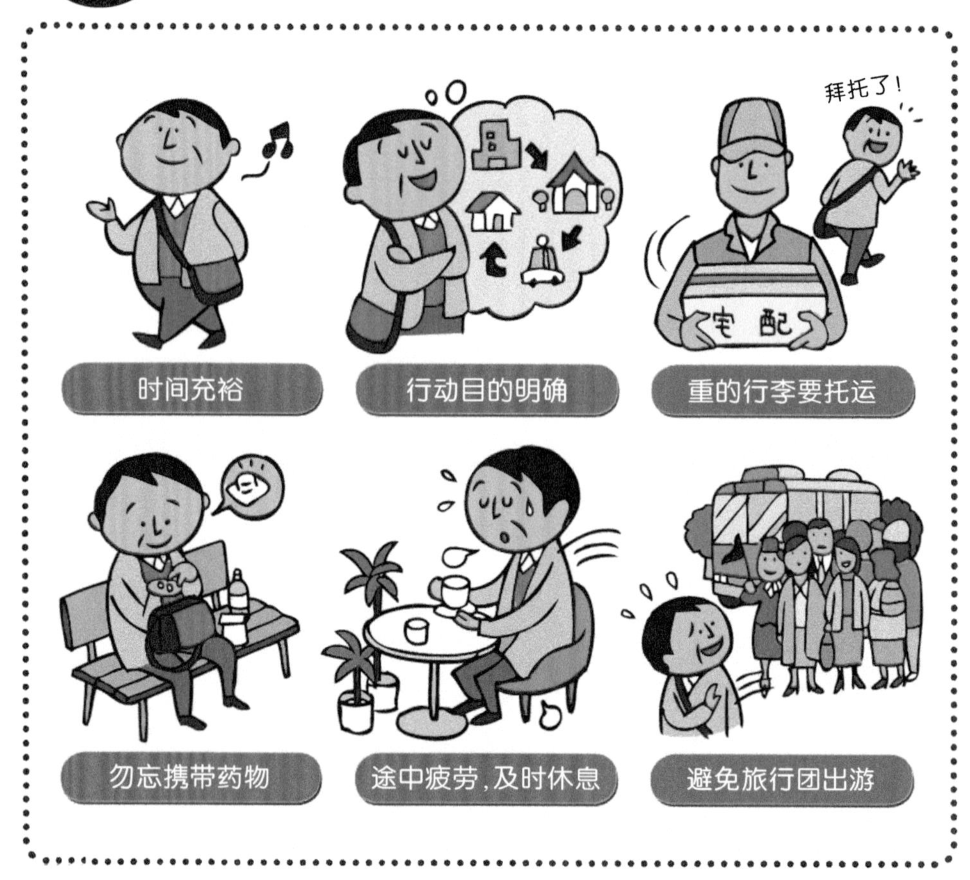

- 出门旅游的时候，尽量时间计划得宽裕一些，不要着急，要按照自己习惯的节奏进行活动安排。外出前要做好活动计划，不要过分消耗体力。如果感到疲劳，要及时休息，或者取消活动计划。集体活动可能会打乱自己的活动计划，应尽量避免集体活动。
- 手提重物会加重心脏负担，不要勉强自己提重物，可以选择快递等。
- 不要忘记携带心脏病的治疗药。

驾驶汽车时的注意事项

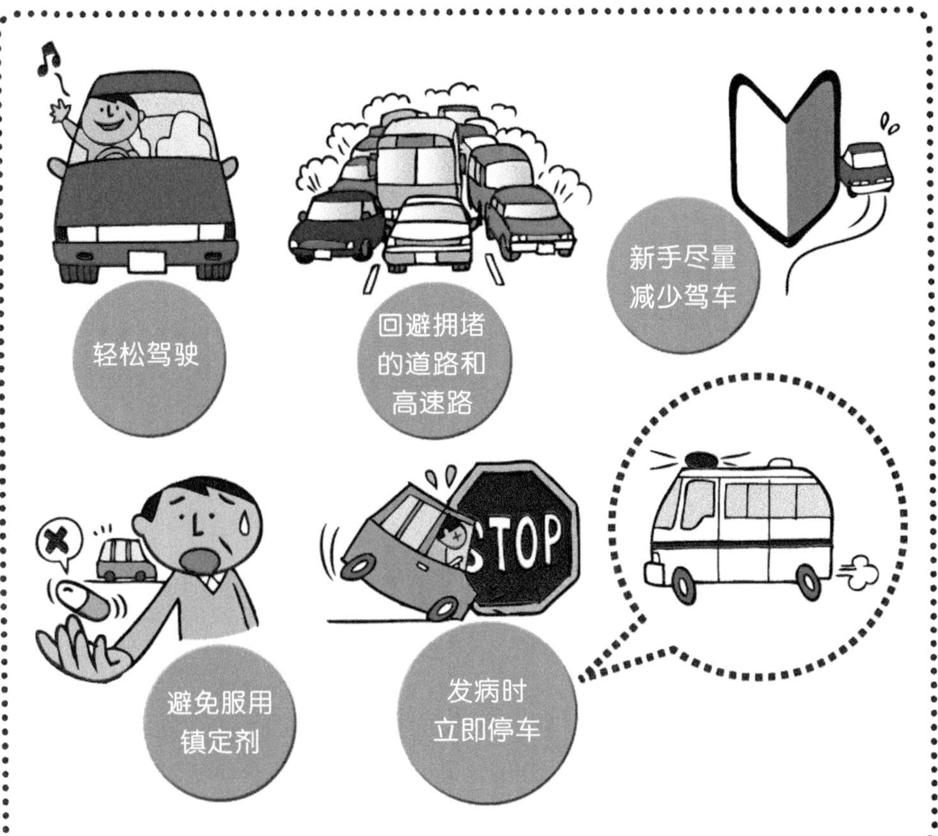

- 驾驶汽车时对身体产生的负荷压力，会远远大于自身的主观感觉。
- 不太熟悉驾驶的初学者，最好避免驾驶。熟悉驾驶的也要避免长时间连续驾驶。另外还要注意保持轻松驾驶，不要着急，尽量避免路况复杂的道路、高速路以及夜间的驾驶。
- 驾驶汽车时突发心脏病是非常危险的，因此如果感觉身体有任何的不适，应立即停车观察，必要时要叫救护车。

82 注意防暑防寒

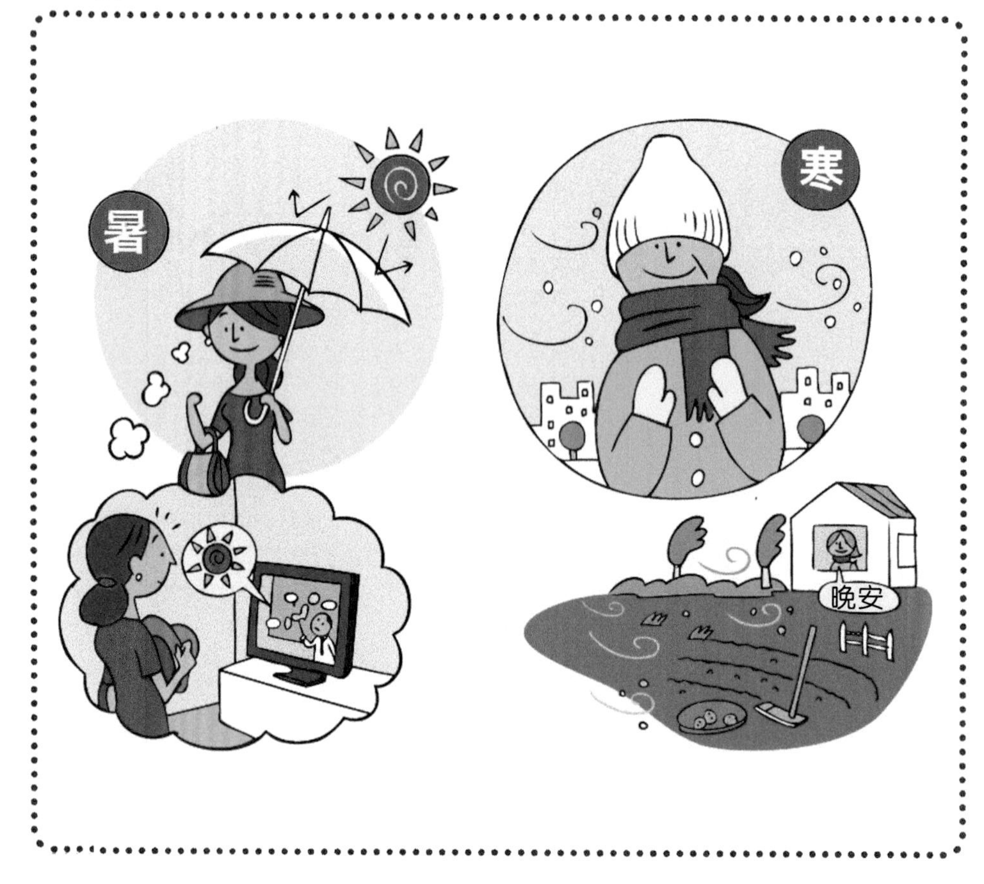

● 冷暖的温度差会对心脏产生巨大的负担。尽量选择脱穿容易的服装，以便于随时依冷热情况进行增减。遇到日光强烈的时候注意戴帽子和伞，在冷气强的地方要穿上袜子和衣服加以保护。

● 出门前注意查看天气预报，尽量避免在过热或过冷的日子出门。

● 在室外进行园艺、农活等活动时，夏天尽量选择傍晚相对凉快的时间进行，冬天尽量选择天气较好、没有风的日子进行。

83 可以进行性生活吗?

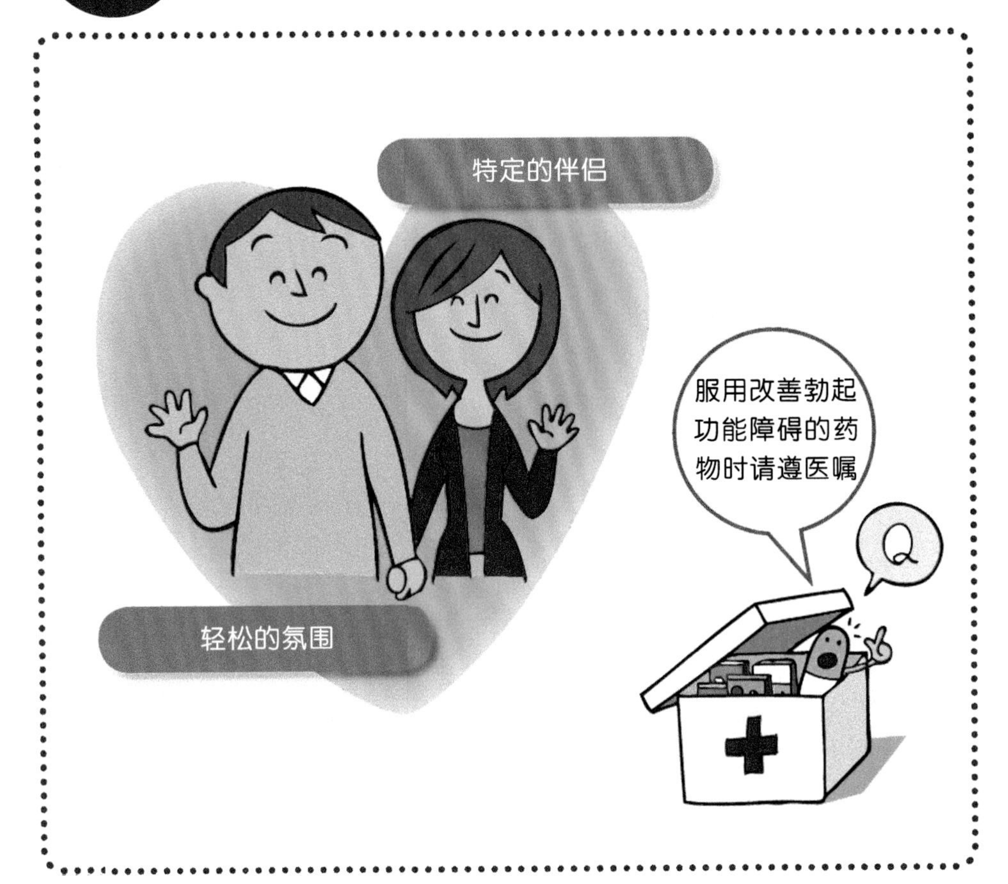

- 性行为可以使脉搏和血压升高,增加心脏负担。但是,一次性生活的运动量一般仅相当于上 3 层楼的运动量,所以一般情况下可以进行性生活。
- 和新的性伴侣进行性行为,会过度兴奋,加重心脏负担,易引起意外发生。
- 不同的性行为体位可以产生不同程度的心脏负担。例如,男性上位的时候相当于俯卧撑的动作,会加重心脏负担。
- 改善勃起功能障碍的药物,具有扩张血管和强心的作用,与硝酸类药物一起服用可能会引起血压急剧下降。

84 按时按量服用药物

药物
按时、按量
服药
严禁自行
减量、停药
出现异常
迅速联络
主治医生

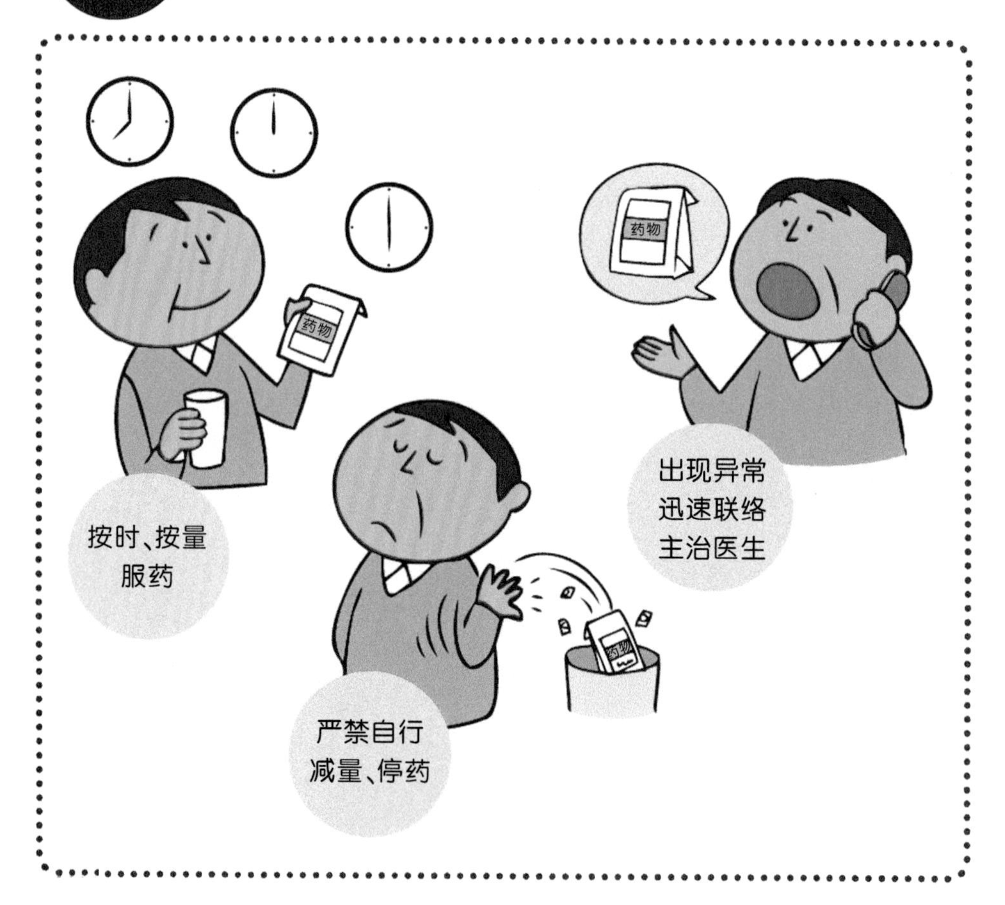

- 处方药物是医生根据患者的病情状态所给出的，患者应该了解处方药物的治疗目的，遵照医嘱按时按量服用药物。
- 服药时要用白开水服药，用茶、饮料、牛奶等服药可能会改变药效。
- 多种药物一起服用，可能会有相互作用。因此，药物的增加或减少要得到主治医生的同意。

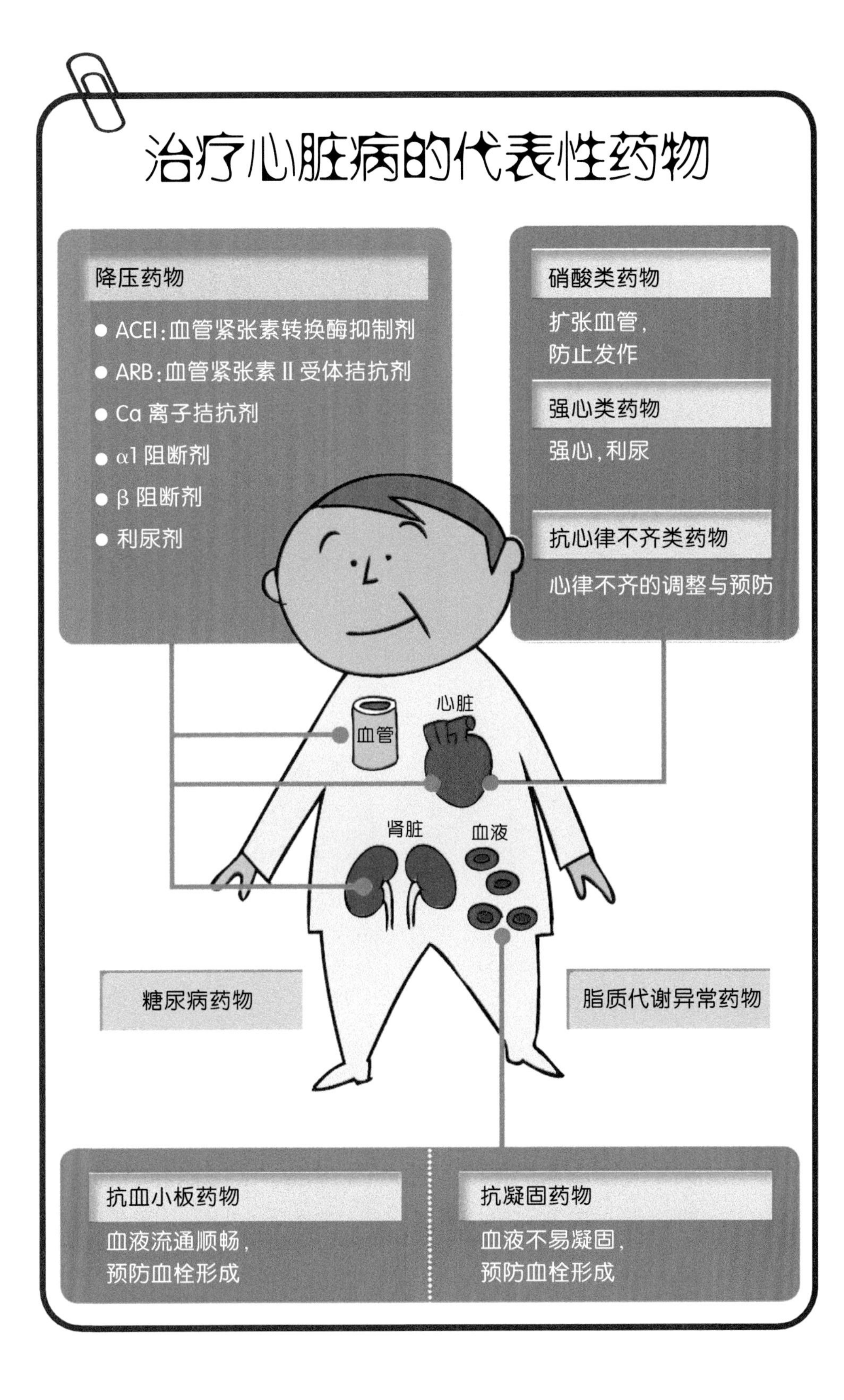
治疗心脏病的代表性药物
降压药物
● ACEI：血管紧张素转换酶抑制剂
● ARB：血管紧张素Ⅱ受体拮抗剂
● Ca 离子拮抗剂
● α1 阻断剂
● β 阻断剂
● 利尿剂
硝酸类药物
扩张血管，
防止发作
强心类药物
强心，利尿
抗心律不齐类药物
心律不齐的调整与预防
心脏
血管
肾脏
血液
糖尿病药物
脂质代谢异常药物
抗血小板药物
血液流通顺畅，
预防血栓形成
抗凝固药物
血液不易凝固，
预防血栓形成

85 心脏病发作的处置方法

移至安全场所，
解缓衣物，
应急处置
症状
无好转
…
120

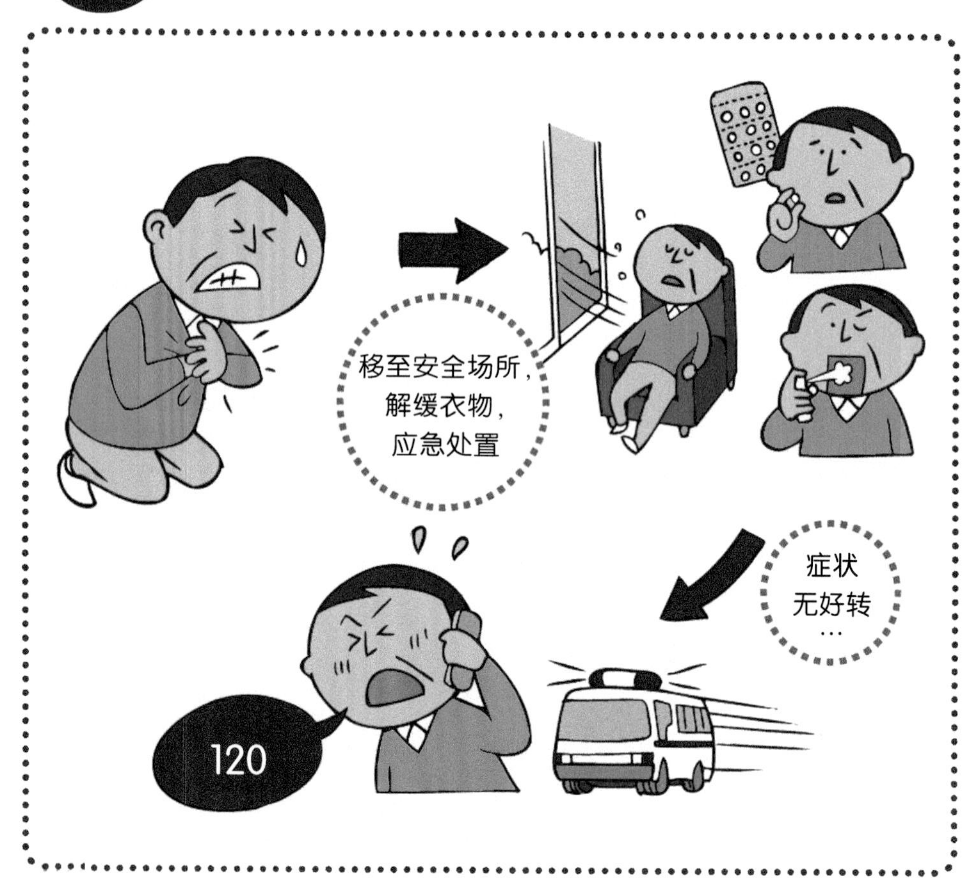

- 心脏病经常会突然发作，所以患者平时要注意随身携带医疗保险卡、病例本和平时服用的药物。
- 胸痛发作的时候，首先要采取应急处理。可以尝试服用硝酸甘油等硝酸类药物，注意观察反应，如果不能缓解疼痛，或者出现呕吐、脉搏紊乱、意识不清等症状，应立即呼叫救护车。
- 关于心脏病突然发作时所应采取的处置方法，应该预先向自己的主治医生问清楚。

家属和亲友的帮助

为保证心脏康复
的持之以恒，家
属及亲友的协力
至关重要！

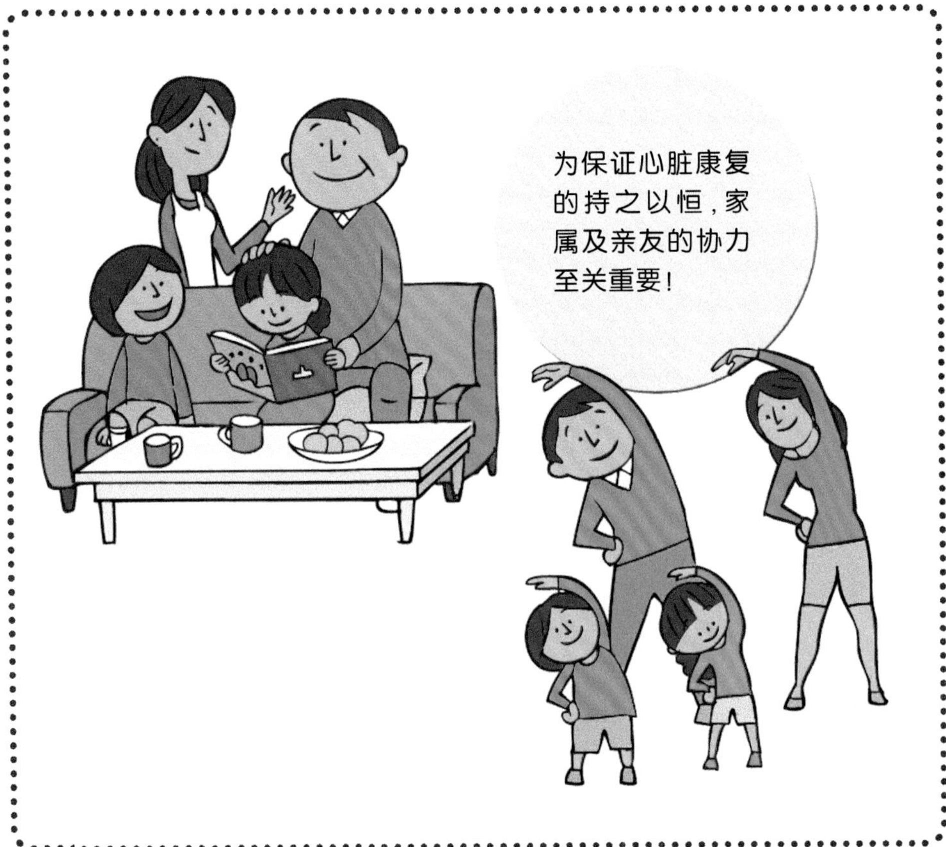

- 心脏康复，必须要做到终身坚持，所以需要周围的家属和亲友的帮助。大家要关心患者的病情，鼓励和支持患者坚持康复治疗。
- 对心肌梗死和心绞痛患者适用的饮食疗法和运动疗法，对其他人同样是有益处的，希望大家能够一起参与进来。
- 当患者出现心脏病发作、症状不能改善、意识模糊等情况时，一定要呼叫救护车。

7

压力调节

87 什么是压力？

物理、外界等的压力
（冷、热、外伤等）
压力源
心理、社会的压力
生理的压力
（饥饿、疲劳等）

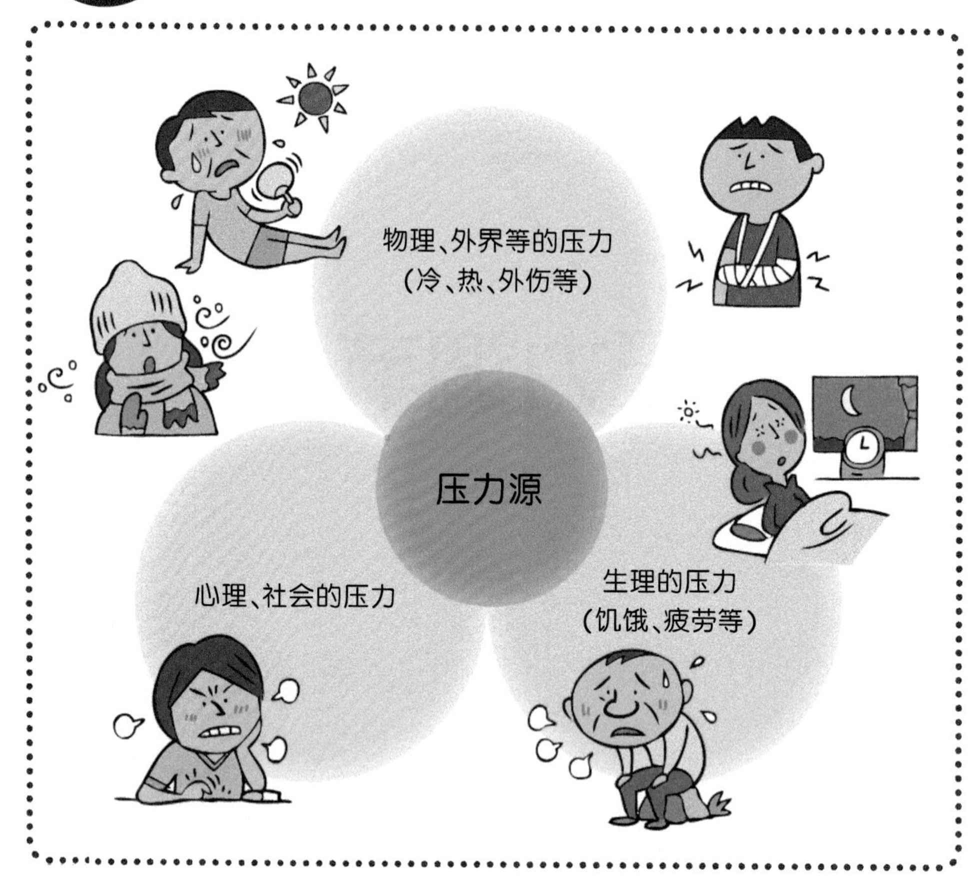

- 压力，是指因为寒冷、外伤、精神刺激等引起的精神性紧张及体内非特异性的防御反应。
- 产生压力的原因可能是各种刺激和环境状态的改变等，例如，情感的兴奋、心理的压力、天灾和事故、肉体上的负担、急剧的气温变化、亲人的故去、失业等。压力不仅可以由坏的事情引起，好的事情同样会造成压力。
- 对不同的人，即使同样的压力原因可能产生不同强度的压力。

88 承受压力产生的后果

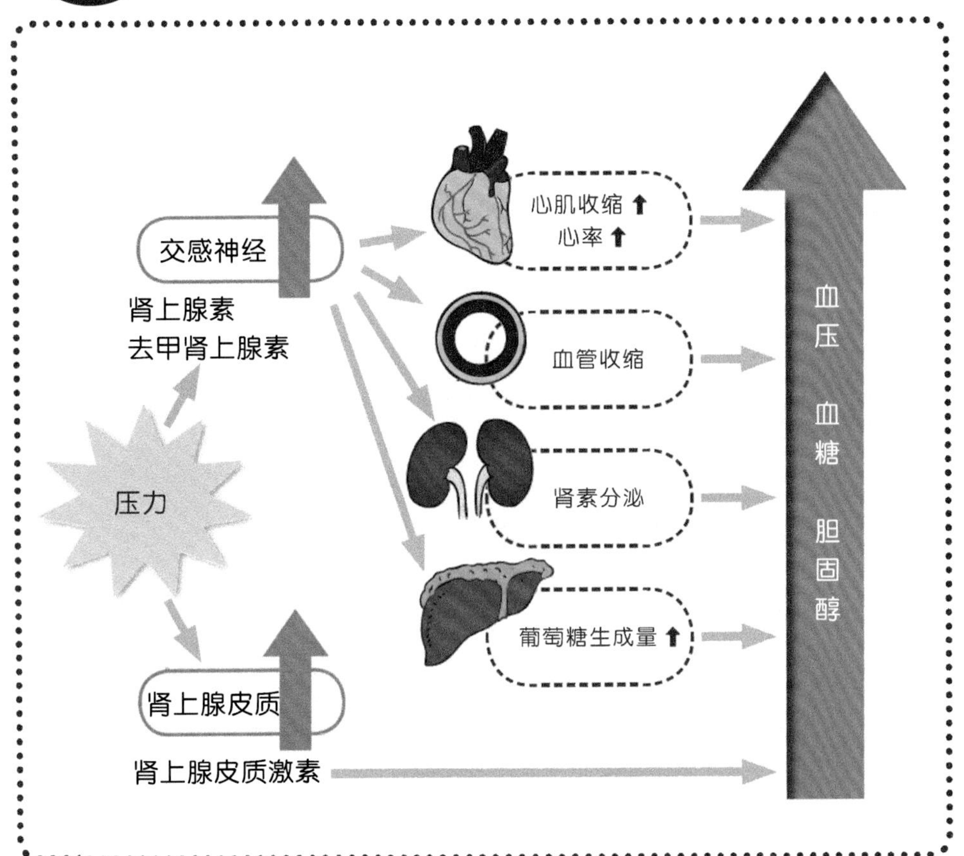

- 承受过度的压力，将对身心健康产生负面的影响。升高的交感神经活性可以增加心脏负担，引起胸痛和心律不齐等症状，这些都可能是突然死亡的诱因。
- 承受压力后会刺激肾上腺皮质激素的分泌，它不仅是动脉硬化的危险因素，而且可以使人体免疫力下降，容易患感染性疾病、胃及十二指肠溃疡、失眠等。
- 压力还会影响生活习惯，例如，打乱生活规律，增加吸烟和饮酒量，减少运动和睡眠时间等。而且，不良的生活习惯又会增加压力，形成恶性循环。

89 压力是心肌梗死的诱因

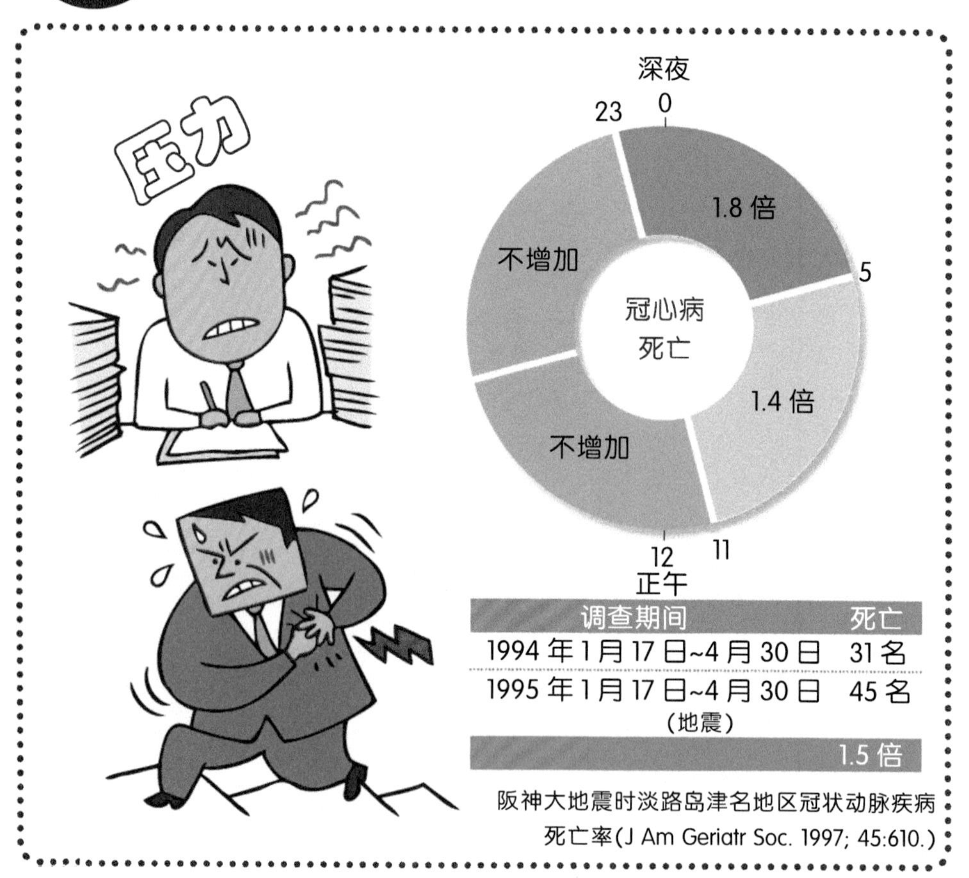

调查期间	死亡
1994 年 1 月 17 日~4 月 30 日	31 名
1995 年 1 月 17 日~4 月 30 日 （地震）	45 名
	1.5 倍

阪神大地震时淡路岛津名地区冠状动脉疾病死亡率(J Am Geriatr Soc. 1997; 45:610.)

- 压力和缺血性心脏病的发生密切相关。根据 1995 年 1 月 17 日日本阪神大地震时的调查，因缺血性心脏病而死亡的人数是前 1 年的 1.5 倍。而且具体的死亡时间多发生在身体最易感受压力刺激的夜晚。
- 压力可以增加血液中胆固醇和血小板数量，刺激动脉硬化的发生和进展，引起缺血性心脏病。而且，压力还可以增加交感神经活性，引起心律失常。
- 减轻压力是预防缺血性心脏病的关键。

▶▶▶ 压力的缓解方法请参见⇒ 92

交感神经和副交感神经

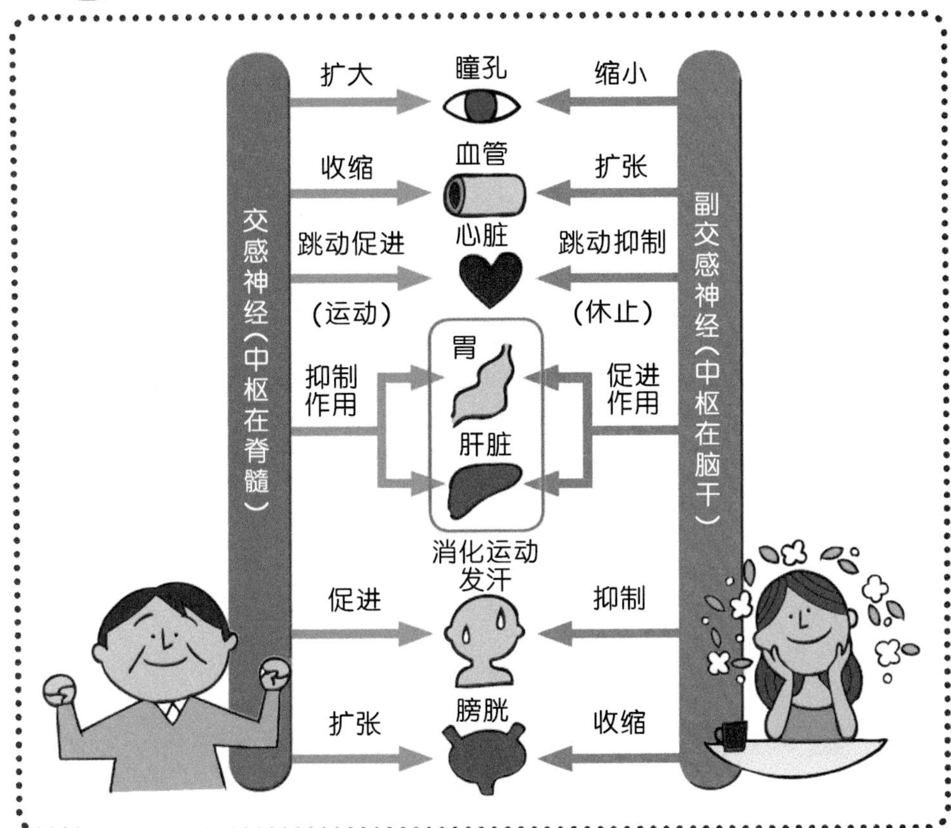

- 自律神经，是神经系统中非主观意识可控制的神经，负责调节消化、血管、内分泌、生殖器等非主观意识控制器官的功能。自律神经分为交感神经和副交感神经两大类。
- 交感神经的刺激可以使人进入兴奋模式，脉搏加快，血压上升。相反，副交感神经的刺激可以使人进入安静模式，使脉搏和血压平稳。一般情况下，白天的时候交感神经处于相对活跃中，使身心处于活动状态；夜晚的时候副交感神经处于相对活跃中，使身心处于休息状态。
- 受到压力刺激，会打乱交感神经和副交感神经的平衡，使全体交感神经活性增强，使两类神经活跃的时间带发生错乱，最终打破整体的身心平衡状态，出现各种身体不适症状。

91 什么性格易得心脏病？

A 型
行为模式
急躁，易怒
B 型
行为模式
和缓，悠闲
D 型
行为模式
焦虑，寡言

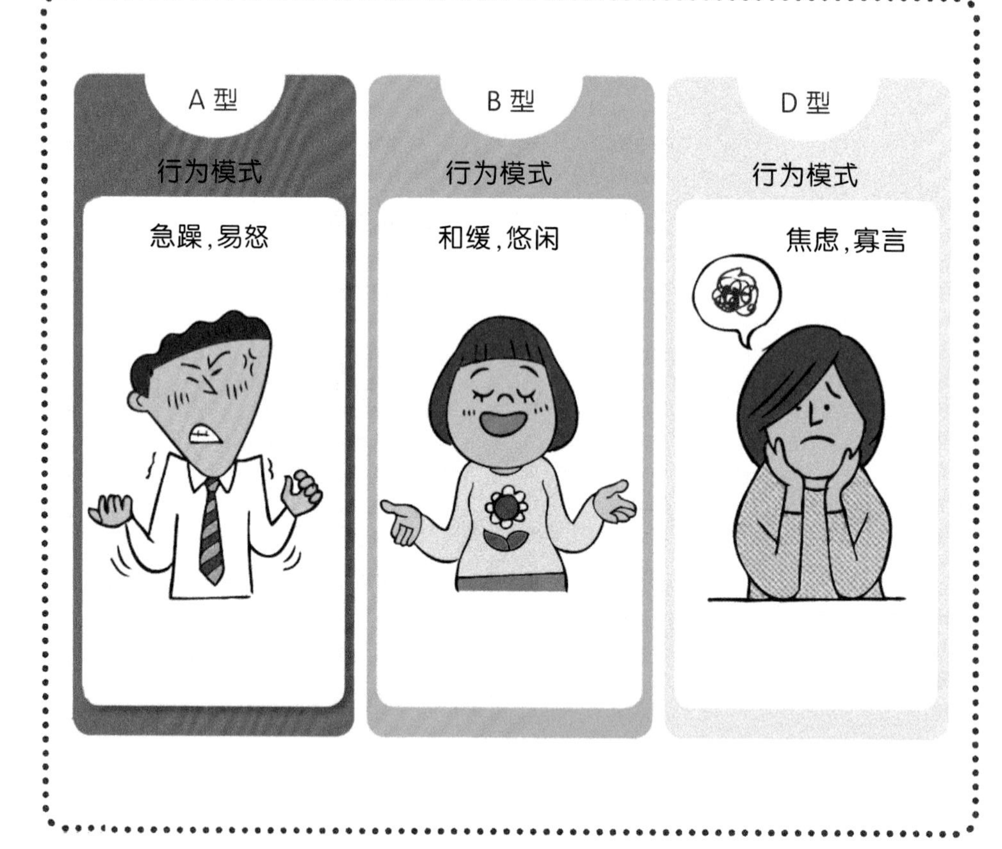

- 有很多关于什么样行为习惯及性格类型的人群容易得心脏病的研究，结果显示，A 型性格的人（进取心强，喜欢竞争，具有紧迫感，做事情较真）相比 B 型性格的人（性格内向、随和，悠闲自得，生活节奏较慢，随遇而安）更容易患缺血性心脏病。
- 最新的研究表明，D 型性格的人（易于产生情绪低落、紧张焦虑等消极情绪，不愿意跟他人接触，哪怕交流也有很多顾虑）是心脏病发病的重要诱因之一。
- 经常不能将消极情绪（焦虑不安、生气、抑郁等情绪）用语言动作等形式表现或发泄出来的“压抑性行为”，也可能会诱发心脏病。

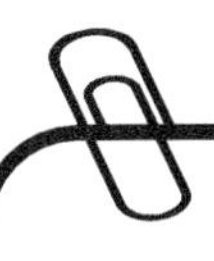

A 型性格自我检测表

以下是 A 型性格自我检测表。
17 分以上即判定为 A 型性格。

问 题	经 常	偶 尔	否
不管怎样总是很忙	2	1	0
总在赶时间	2	1	0
易于专注眼前事情	2	1	0
对情绪变化调整能力差	2	1	0
很难彻底放弃	4	2	0
对工作自信满满	4	2	0
容易紧张	2	1	0
烦躁易怒	2	1	0
细致入微，面面俱到	4	2	0
争强好胜	2	1	0
性情急躁	2	1	0
进取心强	2	1	0

出处：前田聪，行为模式评价简易问答法.1985

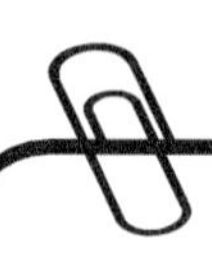

抑郁状况自我检测表

近来两周，下列问题困扰你的频率是何种程度？

		完全没有	数日	一周以上	差不多每天
1	对事物毫无兴趣或毫无乐趣				
2	情绪低落，抑郁，或有绝望感				
3	睡眠不好，中途常醒，或睡不醒				
4	疲劳感，或浑身无力				
5	几乎没有食欲，或暴食				
6	感觉自己很差、很糟糕，感觉自己的人生很失败，或者对自己或家人很愧疚				
7	很难集中精力看书、看电视等				
8	对于他人的动态和说话方式，反应迟钝；或与之相反，无法平静，比平常更愿意来回踱步				
9	有死的念头，或想用各种办法伤害自己				

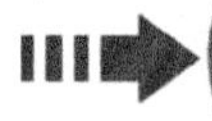

"一周以上"、"差不多每天"的项目达到 5 个以上就证明你的心理和身体状况可能出现了一定问题。

出处：身心状况问答表(PHQ-9)
Muramatsu K, et al. Psychological RePorts. 2007; 101:952–960.

92 缓解压力的方法

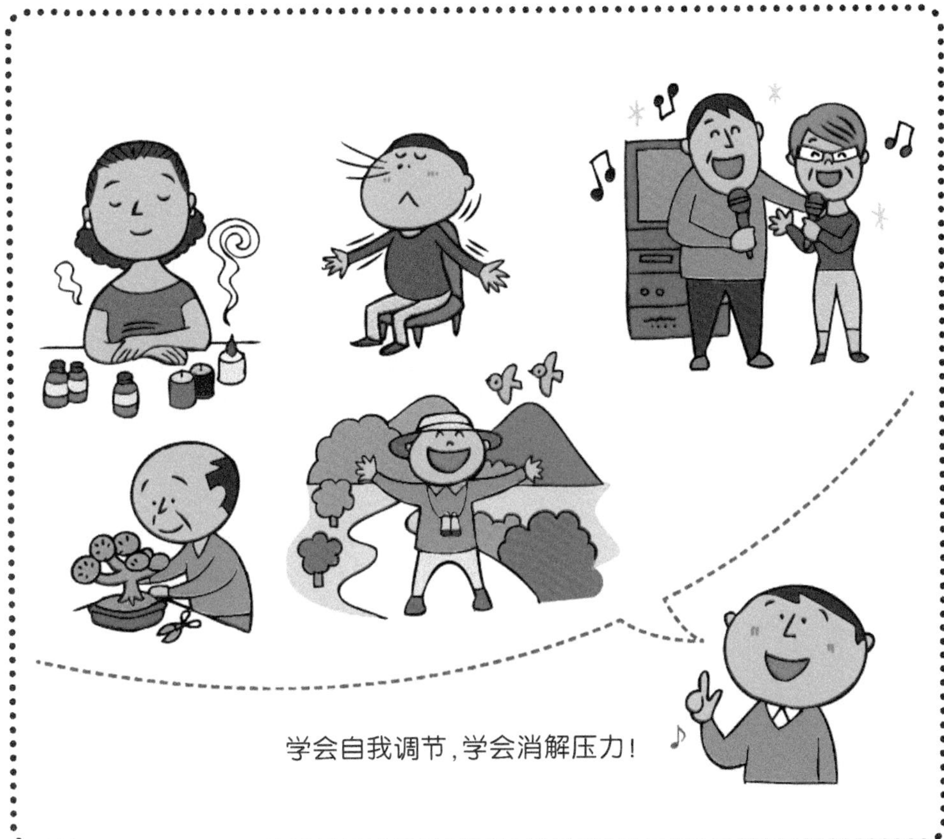

- 现代人的生活要面对很多压力，我们不可能将压力全部消除，重要的是怎样去有效地缓解和承受压力。
- 不要在小事上斤斤计较，不要经常一个人承担压力，要善于和周围的人交流。
- 不要用抽烟喝酒、暴饮暴食等不良方式缓解压力，可以用休假和睡眠来调节压力，注意要保持规律的生活习惯。

8

恢复工作

93 何时可以恢复工作?

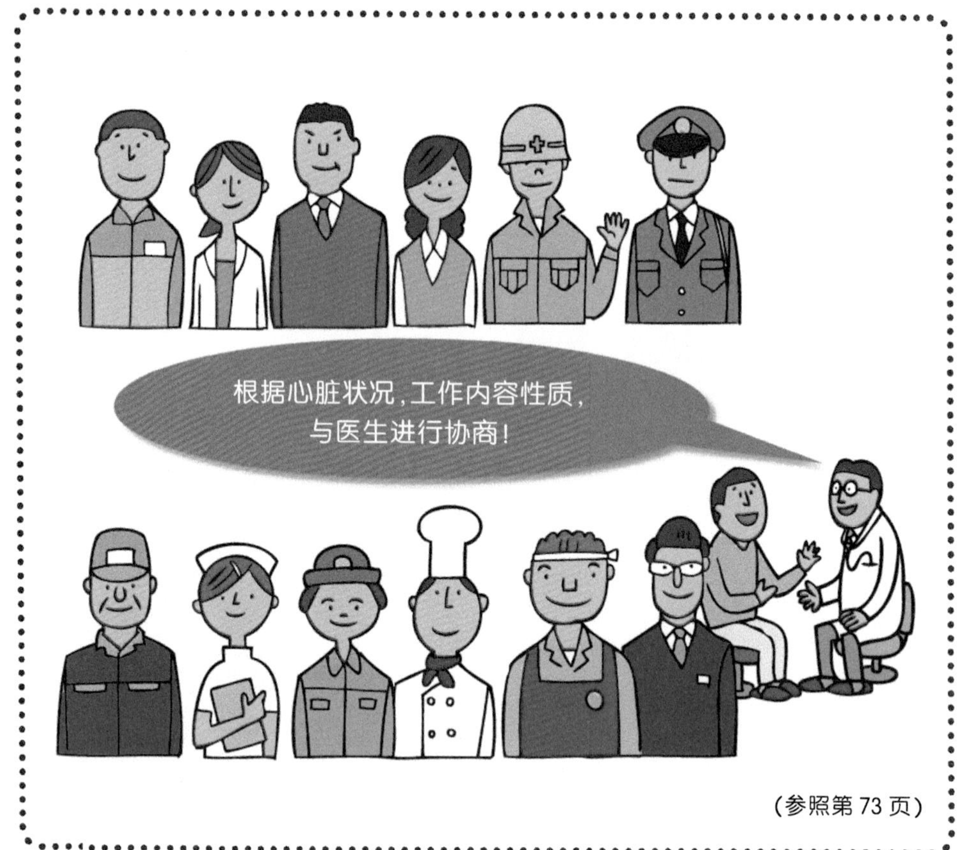

(参照第 73 页)

- 能否上班以及什么时候可以恢复上班,要具体看心脏功能和体力的恢复情况,以及工作内容而定。不可急于求成,要循序渐进,同时要经常和自己的主治医生交流病情、征求意见。
- 工作中会产生很多的压力 (包括一些琐碎细小的事情),可能会加重心脏病。有研究结果证实,随着每天平均劳动时间的增加,急性心肌梗死的危险度也同时升高。因此,重新工作一事需要格外谨慎。
- 应尽量避免加重心脏负担的工作内容,如耗费体力的劳动,紧张兴奋的工作,经常加班的工作,赶时间的工作及不规律的工作等。必要时调换工作岗位和不适宜的工作。

94 工作中的注意事项

ほ。
上班不要匆忙赶时间
工作中注意适当休息
不要加班工作

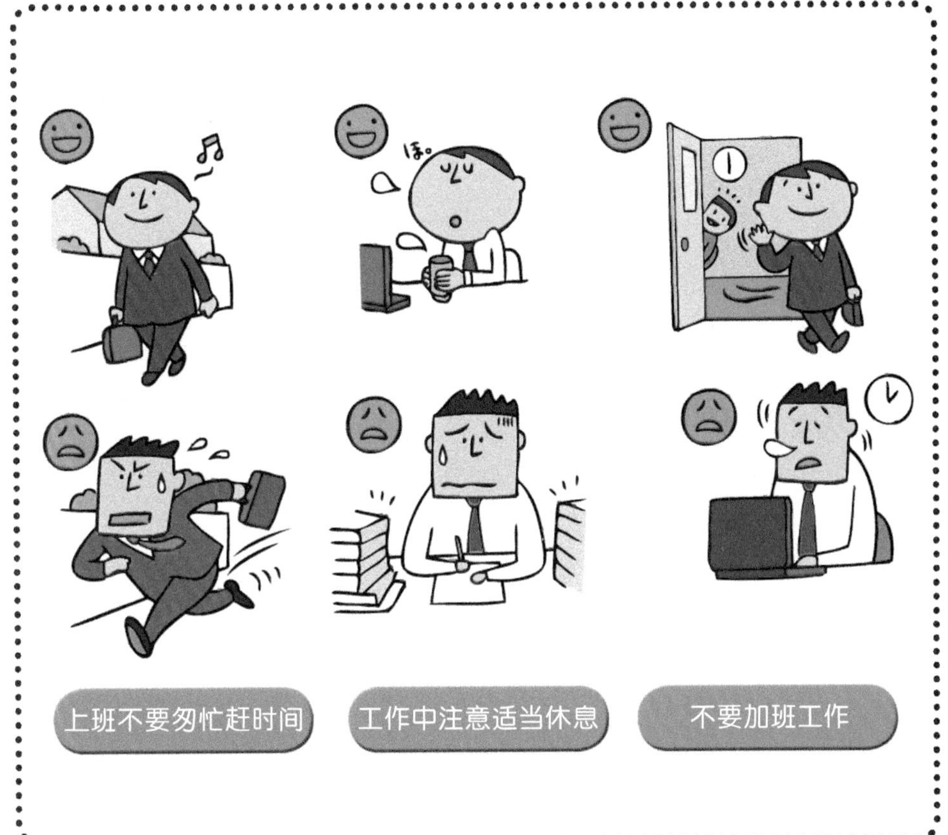

- 上班时要提早出门，路上不要慌张赶时间，每天尽量走相同的路线上班。刚开始恢复工作的时候，尽量调整上班时间，避免人多的高峰时段。
- 刚恢复工作要循序渐进，从每天工作较短时间开始。注意工作中间的休息，要用自己适应的节奏去工作，尽量避免加班和喝酒应酬。
- 遇到出差出远门的情况要得到主治医生的许可，事先了解一下出差地的气候，带足药品。如果出现任何自觉症状，要果断立即暂停工作。

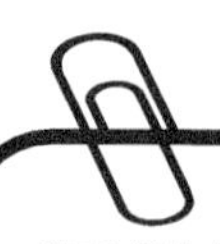

纽约心脏协会(NYHA)心功能分级

- **Ⅰ级** 患者有心脏病，但日常生活不受限制，一般活动不会引起心悸、气喘、心绞痛
- 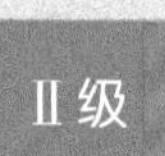 **Ⅱ级** 休息或轻量活动时无症状，劳作强度大时出现疲劳、心悸
- 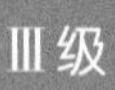 **Ⅲ级** 休息时无症状，轻量活动时出现疲劳、心悸
- **Ⅳ级** 休息状态下也会出现症状，体力活动后症状加重

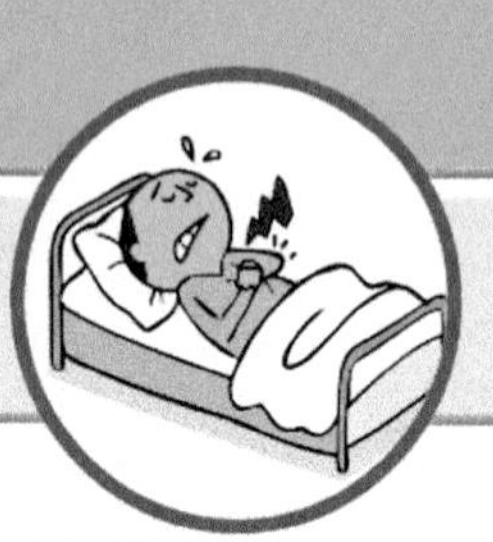

缺血性心脏病的危险分级

危险分级	NYHA 心功能分级	症状界限 心肺运动负荷试验	左室输出率 (心脏超声)	X 线检查 BNP 及其他
轻度	Ⅰ级	无心绞痛及缺血性变化 10MET 以上	60%以上	
中度	Ⅱ级	5MET 以下， 无心绞痛及缺血性变化	40%以上 60%以下	心胸比(CTR)>55%，轻度肺阻塞充血； BNP 基准值以上，100ng/mL 以下
重度	Ⅲ～Ⅳ级	5MET 以下， 有心绞痛及缺血性变化	40%以下	BNP 100ng/mL 以上； 冠状动脉主要血管显著病变，既往有心停跳史

摘自《循环系统疾病的诊治指南》，部分变更

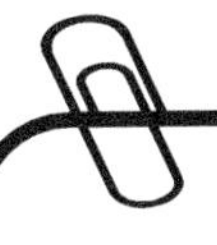

工作强度分级

工作内容	MET	工作内容	MET
一般事务	1.5~2.0	站立作业	3.0~6.5
管理性工作	3.0~4.0	上下楼梯	5.0~8.0
汽车修理	3.5~4.5	钢铁制造	5.0~8.0
工厂车间	3.0~5.0	建筑业	3.5~9.0
农活	4.0~6.0	林业工作	4.0~9.0

摘自《循环系统疾病的诊治指南》，部分变更

劳动、运动强度与许可条件

分 类	轻危类别	中危类别	高危类别
劳动、运动许可条件	• 允许轻度或中度的劳动及运动 • 允许高强度的劳动及运动，或有条件地许可	• 允许轻度的劳动及运动 • 有条件地许可中度劳动及运动 • 有条件地许可或是禁止高强度的劳动及运动	• 有条件地许可轻度的劳动及运动 • 禁止中度、高强度的劳动及运动

劳动、运动强度：轻度 3.0MET 以下，中度 3.1~6.0MET，高强度 6.0MET 以上。

日志表

日期	日	日	日	日	日	日	日	日	日	日	日	日	日	日
	周一	周二	周三	周四	周五	周六	周日	周一	周二	周三	周四	周五	周六	周日
清晨体重(kg)														
起床时血压(mmHg)	/	/	/	/	/	/	/	/	/	/	/	/	/	/
心率(次/分)														
早晨的体操														
睡前的体操														
晚上体重(kg)														
睡前的血压(mmHg)	/	/	/	/	/	/	/	/	/	/	/	/	/	/
心率(次/分)														
1日的步行数(步)														
运动消耗的热量(kcal)														
总消耗的热量(kcal)														
运动的内容														
今天的感受（身体状况、感觉、活动等）														

索引